Mintesnot Tsegaye
Masresha Yehualashet

ANÁLISE DA DISTRIBUIÇÃO E CONTROLO DA MOSCA TSÉ-TSÉ

Mintesnot Tsegaye
Masresha Yehualashet

ANÁLISE DA DISTRIBUIÇÃO E CONTROLO DA MOSCA TSÉ-TSÉ

Epidemiologia e método de controlo

ScienciaScripts

Cover image: www.ingimage.com

This book is a translation from the original published under ISBN 978-620-8-11655-2.

Publisher:
Sciencia Scripts
is a trademark of
Dodo Books Indian Ocean Ltd. and OmniScriptum S.R.L publishing group

120 High Road, East Finchley, London, N2 9ED, United Kingdom
Str. Armeneasca 28/1, office 1, Chisinau MD-2012, Republic of Moldova, Europe
Printed at: see last page
ISBN: 978-620-8-18298-4

REVISÃO SOBRE A DISTRIBUIÇÃO E O CONTROLO DE

VOO DE TSETSE

Masresha Yehualashet [1*] Mintesnot Tsegaye[1]

[1]Animal **Health Institute, Kality Tsetse Fly Research Center P.O.Box 19917 Sebeta, Etiópia**

A correspondência deve ser endereçada a Mintesnot Tsegaye; **Email** **mintesnottsegaye@gmail.com**

RESUMO: As moscas tsé-tsé, classificadas no género Glossina e na família Glossinidae, são insectos hematófagos que se encontram exclusivamente nas regiões tropicais de África. Desempenham um papel importante como vectores da tripanossomíase africana, afectando tanto o gado como os seres humanos. Foram implementadas várias estratégias de controlo para gerir as populações de tsé-tsé, incluindo a destruição de habitats de animais selvagens, a limpeza de arbustos, aplicações de insecticidas terrestres e aéreos, a técnica do inseto estéril (SIT), métodos de armadilhagem e a aplicação de insecticidas no gado ou em iscos artificiais conhecidos como alvos. Esta revisão tem por objetivo fornecer uma visão global da distribuição, ecologia, comportamento e funções de transmissão de doenças das espécies de moscas tsé-tsé, bem como avaliar estratégias de controlo integrado. As moscas tsé-tsé estão predominantemente localizadas em África, especificamente entre as latitudes 5°N e 20°S. São classificadas em três tipos ecológicos com base nos seus habitats: o tipo Savana (grupo morsitans), o tipo Ribeirinho (grupo palpalis) e o tipo Floresta (grupo fusca). As medidas de controlo da mosca tsé-tsé incluem métodos químicos, não químicos e biológicos. A abordagem ao controlo da mosca tsé-tsé evoluiu ao longo do século XX, passando de estratégias iniciais como a destruição da caça e a limpeza do mato para métodos mais avançados, incluindo a pulverização de insecticidas, SIT, armadilhas e aplicações específicas de insecticidas.

1. INTRODUÇÃO

As moscas tsé-tsé (Diptera: Glossinidae) são moscas hematófagas do género *Glossina* que pertencem à família Glossinidae(1). As moscas tsé-tsé do grupo Morsitans estão largamente distribuídas em savanas e florestas, e as moscas do grupo Palpalis frequentam habitats ribeirinhos e lacustres (2). As moscas tsé-tsé do grupo Fusca habitam em grande parte as florestas húmidas da África Ocidental, embora *a G. brevipalpis* ocorra de forma descontínua na África Oriental, na República Democrática do Congo e em Moçambique. A mosca tsé-tsé é uma grande mosca mordedora que habita cerca de 10 milhões de km^2 de área em 38 países da África Subsariana (3).

As moscas tsé-tsé *(Glossina)* são de importância fundamental para a manutenção e transmissão destas doenças, e o controlo das moscas tsé-tsé tem sido desde há muito uma pedra angular da supressão da doença (4). Todas as espécies de moscas tsé-tsé são provavelmente capazes de transmitir tripanossomas patogénicos. No entanto, apenas algumas espécies (tais como *G. m.morsitans, G. m. centralis, G.pallidipes, G. palpalispalpalis, G. f. fuscipes* e *G.tachinoides)* são os principais vectores de tripanossomas que afectam os seres humanos (causando a doença do sono africana) e os animais domésticos (causando uma doença debilitante letal, a nagana) (1).As moscas tsé-tsé ocorrem apenas na África tropical e são importantes como vectores da tripanossomíase africana, tanto nos animais como no homem (5). Em África, a terra está infestada por estas moscas e a sua distribuição e prevalência são influenciadas principalmente por factores espaciais como o clima, a vegetação, a precipitação e a utilização da terra (6).

Conhecer a ecologia da mosca tsé-tsé, onde ela prefere a sua reprodução e a sua interação com os parasitas que transmite, é um avanço na conceção e aplicação futuras de estratégias de controlo (7). Inicialmente, as moscas tsé-tsé foram erradicadas através da destruição da caça e da limpeza dos arbustos no Zimbabué (8). No entanto, o método de controlo da mosca tsé-tsé mudou no século XX, passando dos métodos iniciais de destruição da caça e limpeza do mato para a pulverização terrestre e aérea de insecticidas, a técnica do inseto estéril (SIT), a armadilhagem da mosca tsé-tsé e a utilização de insecticidas aplicados ao gado ou a iscos artificiais chamados alvos (9).

2. MOSCAS TSÉ-TSÉ E SUA MORFOLOGIA

As moscas tsé-tsé (espécies *Glossina*) são insectos hematófagos de importância médica e económica que se encontram espalhados pela África subsariana até ao extremo sul do pescoço da Arábia (2). Podem ser facilmente distinguidos de outros insectos pelos seus futuros distintivos, como uma célula de machado caraterística na asa (10). Além disso, os *Glossina* adultos são estreitos, amarelos a castanhos escuros e têm uma probóscide longa, rígida e projectada para a frente, e as asas são mantidas sobre o abdómen como uma tesoura fechada quando em repouso. A probóscide é muito estreita e projecta projécteis. É constituída por três partes, nomeadamente o labium, o labrum e o hypopharnx (9). O conjunto destas partes cria um canal de alimentação e projécteis. No interior deste canal alimentar, encontra-se a hipofaringe delgada que transporta a saliva e o anticoagulante para o fluido formado durante a alimentação. Têm um par de antenas. Cada antena tem três segmentos, dos quais o terceiro é o maior, e cada um tem as aristas (11).

As moscas tsé-tsé têm sete pares de espiráculos ao longo dos lados do abdómen. O ânus encontra-se na extremidade posterior do abdómen (2). O abdómen da mosca tsé-tsé macho tem uma estrutura em forma de botão dobrada na extremidade posterior, chamada hipopígio, que faz parte da genitália externa. Este futuro é importante na identificação do sexo. No entanto, a extremidade do abdómen das fêmeas não possui estruturas grandes e evidentes que correspondam ao hipopígio e às hélices dos machos. A fêmea tem o abdómen truncado, que é utilizado para a sexagem. Mas existe um pequeno orifício (vulva) através do qual a larva emerge (12).

2.1. Classificação e Ecologia da Mosca Tsé-tsé

Taxonomicamente, as moscas tsé-tsé estão classificadas no género *Glossina,* família Glossinidae e ordem Dipterans. Estas moscas dividem-se em três grandes grupos, com base nas suas preferências por determinados habitats, bem como nos seus traços morfológicos e comportamentais: os grupos Savannah *(morsitans),* Riverine *(palpalis)* e Forest (fusca) (13). Atualmente, existem mais de 31 espécies e subespécies de moscas tsé-tsé. Todas as moscas tsé-tsé pertencem ao género *Glossina,* o único género da família Glossinidae, com exceção de duas espécies encontradas no sudoeste da Arábia; as moscas tsé-tsé estão limitadas à África subsariana. Cada espécie de mosca tsé-tsé tem uma área de distribuição específica, caracterizada pelo clima, vegetação e solo, que são importantes para o depósito das larvas e a sobrevivência das pupas. As moscas tsé-tsé só se apresentam na região africana, entre as latitudes de 5°N a 20°S (14). Os três subgéneros são identificados com base nas suas diferenças morfológicas e vivem em diferentes tipos de vegetação, sendo agrupados em três de acordo com o tipo de vegetação:

1. **Tipo savana *(*grupo *morsitans*):** Algumas moscas tsé-tsé vivem constantemente em terrenos com arbustos e ervas arborizadas e são chamadas espécies de savana. Também vivem em áreas cultivadas com condições de temperatura e humidade adequadas. Estes grupos incluem: *Glossina morsitans* e *G. pallidipes.*

2. **Tipo ribeirinho *(*grupo *palpalis*):** Algumas outras espécies de moscas tsé-tsé vivem na vegetação que se encontra ao longo dos sistemas fluviais e são designadas por espécies ribeirinhas. As suas principais fontes de alimentação são os animais que vêm buscar água. Espécies como a *G. tachinoides* e *a G. palpalis* são agrupadas nesta categoria.

3. **Tipo de floresta *(*grupo *fusca*):** também existem moscas tsé-tsé que vivem em florestas e são agrupadas como tipo de floresta. Os exemplos incluem: *G.*

brevipalpis e *G.longipennis.*

2.2. Ciclo de vida e reprodução

Uma fêmea de mosca tsé-tsé acasala uma vez na vida, numa espécie-alvo ou perto dela, mas fica grávida durante toda a sua vida, que dura cerca de quatro meses. Os machos iniciam o acasalamento quando sentem uma feromona no corpo da fêmea. A fêmea adulta da espécie *Glossina* produz um único ovo, que eclode no útero e dá origem a uma larva de primeiro estádio. Após um período de desenvolvimento e muda, uma larva de terceiro estádio é depositada no solo. As fêmeas produzem uma larva adulta a cada 8-10 dias, que se reproduz em solo argiloso ou arenoso. A mosca adulta emerge após um período de puparia que varia consoante a temperatura, mas que pode ser de cerca de 25-30 dias a 240ºC. Consequentemente, as moscas tsé-tsé têm uma taxa de reprodução muito baixa, mais próxima da de um pequeno mamífero do que da maioria dos insectos. Este método reprodutivo das moscas tsé-tsé é conhecido como viviparidade adenotrófica, ou seja, o ovo contém gema suficiente para sustentar todo o desenvolvimento embrionário e a larva no útero é alimentada por órgãos maternos especiais/glândula de leite (13). A caraterística mais distintiva que torna as moscas tsé-tsé diferentes de outros insectos é o facto de o desenvolvimento tanto dos ovos como das larvas ter lugar no útero da fêmea (15). Todos os nutrientes necessários para o desenvolvimento do ovo até à fase adulta são de origem materna (16). Em condições laboratoriais, uma fêmea pode produzir dez crias durante a sua vida reprodutiva, mas presume-se que este número seja inferior na natureza.

Fase de ovo: As moscas tsé-tsé são insectos invulgares em que a fase de desenvolvimento dos seus ovos e larvas ocorre no útero da fêmea (17). O ovo é fertilizado imediatamente após a sua entrada no útero por espermatozóides da teca espermática que entram em contacto com a parte anterior do ovo e a penetram. O ovo fertilizado permanece no útero durante cerca de quatro dias, enquanto o desenvolvimento da larva de primeiro instar ocorre dentro do útero (18).

Estádios larvares: A larva da *Glossina* passa por vários estádios ou instares, à medida que cresce. Existem três instares larvares na *Glossina* até ao momento em que a larva totalmente desenvolvida é largada pela mosca fêmea. O primeiro, o segundo e o terceiro instar.

A larva tem uma boca na extremidade anterior e dois espiráculos posteriores. A caraterística invulgar da vida *da Glossina* é o facto de a larva passar praticamente todo o seu tempo, e fazer toda a sua alimentação, dentro do corpo da mosca fêmea (19). A mosca dá à luz a cada 9-10 dias uma larva adulta, que imediatamente se enterra no solo e forma uma pupa. A fêmea da mosca tsé-tsé produz no máximo nove larvas e, portanto, tem o menor potencial reprodutivo de todos os insectos (17).

Larva de primeiro instar: A larva de primeiro instar é uma fase que emerge do ovo, rompe o córion usando um dente de ovo afiado (15). A larva de primeiro instar cresce até 1,8 mm antes de passar à fase seguinte, livrando-se da sua pele antiga. O primeiro instar dura cerca de 1 dia.

Larva de segundo instar: esta é uma fase de crescimento e desenvolvimento rápidos. De cada lado dos espiráculos posteriores há inchaços e entre os espiráculos há uma área de pequenos espinhos. A larva de segundo instar dura dois dias e é de cor branca, atingindo 4,5 mm de comprimento *(G. morsitans)* (19).

Larva de terceiro instar: esta é também uma fase de crescimento e desenvolvimento rápidos. A larva de 3rd instar apresenta um par de grandes inchaços negros (lóbulos polipneusticos com muitos orifícios pequenos) na extremidade posterior, através dos quais a larva respira. A larva de 3rd instar é totalmente libertada do útero e entra no solo, transformando-se imediatamente em pupa (20). O terceiro instar dura pouco mais de dois dias.

Pupa: a pupa é um objeto arredondado de cor castanha escura; na extremidade posterior encontram-se os lóbulos polipneusticos, cuja forma ajuda a distinguir a pupa da mosca tsé-tsé das pupas de outras moscas (Figura 1) (18). A pupa é ligeiramente mais curta do que a larva que a produz. No interior da pupa, ocorrem dois processos principais: o alimento que ainda permanece no intestino médio é digerido e assimilado e os órgãos da mosca adulta começam a formar-se. O período de pupa termina em 25-35 dias; dependendo da temperatura, o período de emergência é 2-3 dias mais curto para a mosca tsé-tsé fêmea do que para a mosca tsé-tsé macho (21). As temperaturas mais elevadas encurtam o período de pupa; as temperaturas mais baixas aumentam o período de pupa (22). Uma temperatura demasiado alta ou demasiado baixa provoca a morte da pupa. No final deste período, a mosca adulta está pronta a emergir (23).

Mosca adulta: Emergência da mosca adulta Quando está pronta para emergir, a mosca adulta jovem expande o seu ptilinum para abrir a extremidade do pupário. O corpo sai do buraco e atravessa o solo circundante usando o ptilinum. Desta forma, a jovem mosca luta para chegar ao topo do solo e sair para o ar livre (23). Nesta fase, o corpo é muito macio e as asas são pequenas e estão amassadas. Após alguns minutos, as asas começam a expandir-se para atingir o seu tamanho correto. Geralmente, quando a mosca tsé-tsé emerge da sua pupa, está livre de tripanossomas. Até à primeira refeição de sangue, a mosca tsé-tsé é chamada de teneral e, após a primeira refeição, é chamada de não teneral. Adquire uma infeção por tripanossomas quando se alimenta de um hospedeiro mamífero parasitado. Depois de emergir da pupa, a primeira larviposição ocorre entre 16-20 dias. A próxima larviposição ocorre num intervalo de 9-10 dias. As fêmeas da mosca tsé-tsé produzem 8-10 larvas (15). O seu tempo de vida é de 90-120 dias, pelo que têm o menor potencial de reprodução de todos os insectos.

2.3. Comportamento alimentar

Tanto as fêmeas como os machos da mosca tsé-tsé alimentam-se de sangue e dependem apenas do sangue de vertebrados para a sua sobrevivência (11). Os adultos alimentam-se de dois em dois ou de três em três dias, embora em condições frescas e húmidas possa ser de 10 em 10 dias. Quando picam um animal, criam uma poça de sangue no local da picada. A secreção salivar contém um poderoso anticoagulante que mantém o sangue fluido para que a mosca tsé-tsé possa continuar a alimentar-se (24). A mosca tsé-tsé alimenta-se sobretudo à luz do dia e raramente voa durante mais de 30 minutos por dia, sendo conhecida por se dispersar cerca de 1 km/dia.

As fontes gerais de alimento das moscas tsé-tsé dependem das actividades diurnas de vertebrados como répteis carnívoros, ungulados domésticos, primatas, insectívoros e morcegos, roedores e aves (25). As moscas tsé-tsé repousam sempre perto de fontes de alimento (26). As áreas de risco comuns onde os animais e as pessoas são susceptíveis de serem picados por moscas tsé-tsé são os trilhos florestais perto de pontos de recolha de água na floresta, e na vegetação perto de locais de banho e de recolha de água ao longo das margens dos rios (13). As moscas tsé-tsé recentemente ingurgitadas repousam geralmente com a cabeça virada para cima, permitindo que o excesso de água seja excretado para longe dos seus corpos. As moscas tsé-tsé famintas repousam frequentemente na horizontal, com o lado dorsal para baixo (27). Uma vez infetada, a mosca tsé-tsé continua a transmitir tripanossomas durante o resto da sua vida (11). A atração e o reconhecimento do hospedeiro são mediados por sinais visuais e olfactivos. A sua visão permite-lhes reagir a uma manada de gado em movimento a uma distância de 180 m (27).

3. DISTRIBUIÇÃO DA MOSCA TSÉ-TSÉ

Existem 31 espécies e subespécies de moscas tsé-tsé. Todas as moscas tsé-tsé pertencem ao género *Glossina,* o único género da família Glossinidae, com exceção de duas espécies encontradas no sudoeste da Arábia; as moscas tsé-tsé estão restritas à África subsariana. Cada espécie de mosca tsé-tsé tem uma área de distribuição específica, caracterizada pelo clima, vegetação e solo, que são importantes para o depósito das larvas e a sobrevivência das pupas. As moscas tsé-tsé encontram-se exclusivamente no continente africano, entre as latitudes 5°N e 20°S (14). Estão intimamente relacionadas com a vegetação que as protege da radiação solar e do vento. O eco-clima corresponde geralmente ao das zonas florestais situadas em regiões que recebem mais de 1000 mm de precipitação, mas também pode ocorrer em zonas com uma precipitação ligeiramente inferior (28). A área de distribuição das moscas tsé-tsé não se estende a zonas com temperaturas muito altas ou baixas. A sua área geográfica é limitada pelas condições de seca excessiva no Norte, pelas temperaturas frias no Sul e pelas regiões de elevada altitude (29). As moscas tsé-tsé só vivem em regiões onde a temperatura média anual é superior a 20°C, sendo 25°C a temperatura óptima para a sua sobrevivência (30). No entanto, o aumento das temperaturas médias pode ter dois impactos importantes na distribuição da mosca tsé-tsé:

1. Pode tornar as terras baixas mais inóspitas para as moscas e ter um impacto direto nos padrões de reprodução e nas taxas de sobrevivência. Em primeiro lugar, as temperaturas elevadas mataram as moscas, em particular as moscas tenébricas (jovens e moles), incapazes de sobreviver a temperaturas elevadas. Em segundo lugar, estas vagas de calor também coincidiram com a precipitação mais baixa registada na região. Como resultado, o número de moscas tsé-tsé sofreu não só com o aumento da temperatura, mas também com a redução ou declínio da população de mamíferos hospedeiros, que também morreram em grande número devido à seca (31).
2. O aumento das temperaturas pode tornar as zonas das Highlands atualmente

não ocupadas por moscas tsé-tsé mais propícias à invasão de moscas. As baixas temperaturas de inverno nas Highland inibiram a sobrevivência da mosca. No entanto, se estas temperaturas aumentarem, também aumentam as hipóteses de sobrevivência da mosca tsé-tsé e de re-invasão desta mosca (8). As alterações ambientais desempenham um papel importante na alteração da transmissão de doenças. A fragmentação do habitat e as actividades humanas reduzem consideravelmente a distribuição e a abundância das espécies das savanas, levando-as a confinarem-se a zonas protegidas onde encontram um ambiente propício e hospedeiros de que se alimentam. No entanto, esta situação resulta num aumento do desafio das picadas de moscas tsé-tsé no gado e nos seres humanos em redor da zona infestada protegida (32). Com base nas caraterísticas ecológicas do clima, da vegetação e da fauna, as moscas tsé-tsé são classificadas em três grupos (33) - ver Fig.

..

Fig1:Distribuição da mosca tsé-tsé em África.

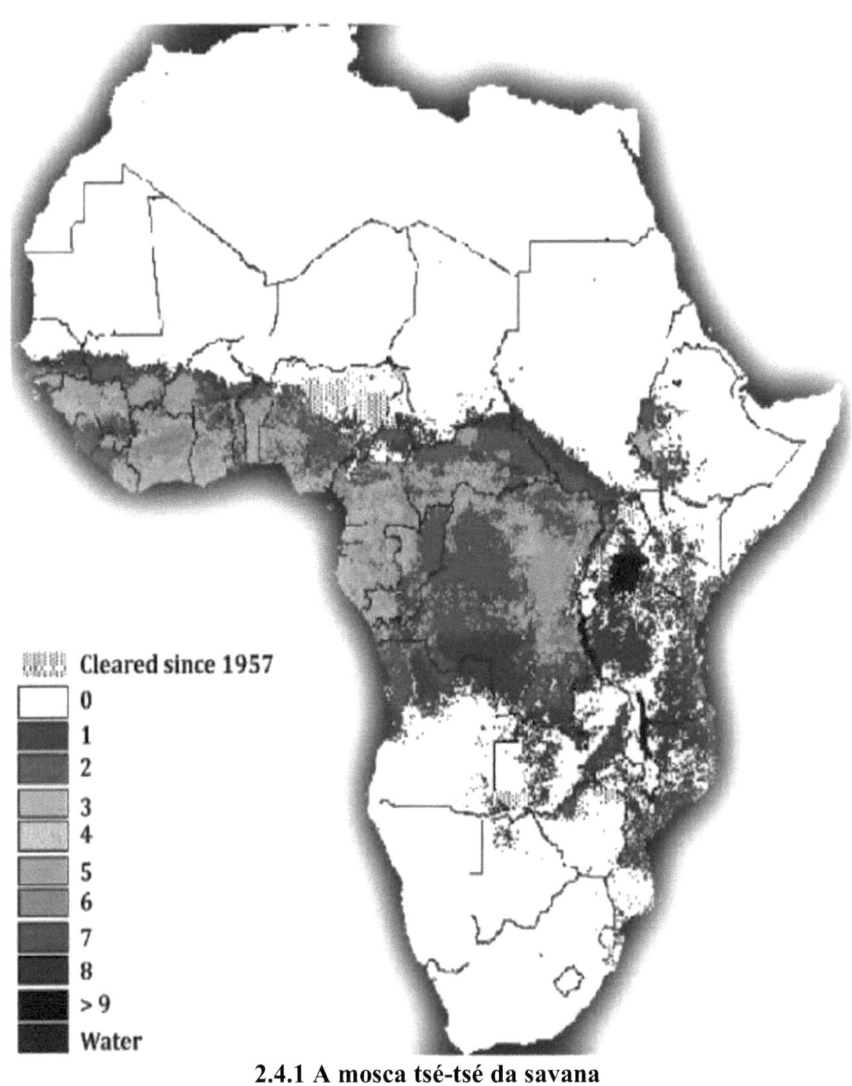

2.4.1 A mosca tsé-tsé da savana

As moscas tsé-tsé da savana, conhecidas como *Glossina morsitans (G.morsitans),* concentram-se na estação seca, perto da nascente dos cursos de água, enquanto que durante a estação das chuvas se espalham pela savana de madeira. Este grupo alimenta-se principalmente de animais de grande porte (34). Ocorrem principalmente nas savanas sudanesas, com *G.submorsitans* na África Ocidental e Central e *G.morsitans* na África Oriental. *Glossina swynnertoni* e *Glossina pallidipes* são espécies das terras altas da África oriental, estando a primeira restrita ao Quénia e à Tanzânia, e a segunda espécie ocorre da Etiópia a Moçambique e está presente em algumas zonas costeiras (35).

Grupo Morsitans: São também chamadas moscas tsé-tsé da savana devido à sua preferência por este ambiente e aos vectores mais importantes, uma vez que a savana africana é uma área vasta e as moscas entram em contacto com o homem, o gado e os animais de caça selvagens. Na Etiópia, este grupo distribui-se no vale de Didessa, perto da aldeia de Wonago e Lado, no lado oriental do lago Abaya, Shambu, no rio Mugher, no rio Dabous (Wollega), nos rios Baro e Gilo (distrito de Gambella), Illubabor associado ao rio Akobo, na savana perto de Turmi e perto de Mizan-Teferi (36). É altamente dominante nas zonas onde um grande número de pastores apascenta o seu gado. A atividade de todas as espécies de moscas tsé-tsé pertencentes a esta distribuição de animais ocorre sempre em rajadas curtas e as fêmeas provavelmente não passam mais do que alguns minutos por dia em voo, os machos jovens cerca de 15 minutos e os machos mais velhos 30 -50 minutos. Estes grupos estão restritos às florestas de savana e a sua distribuição e abundância estão associadas à vida selvagem.

3.1 Moscas tsé-tsé ribeirinhas

As moscas tsé-tsé ribeirinhas *(G. palpalis)* estão amplamente distribuídas perto da margem do rio, onde a vegetação é densa, e não na margem das florestas ribeirinhas. Ocupam as zonas florestais da África Ocidental e Central, com a floresta ribeirinha a penetrar nas regiões de savana. Estas moscas tsé-tsé sugam o sangue principalmente de répteis e ungulados (37). A distribuição das espécies de moscas tsé-tsé do grupo palpalis está igualmente associada à floresta tropical de planície (15). Vegetação específica, como florestas ribeirinhas que alinham a rede hidrográfica ou *plantações* de certas culturas, estende-se ao longo dos sistemas fluviais na savana húmida (36). São também designados por grupos de moscas tsé-tsé ribeirinhas e podem tolerar uma vasta gama de condições climáticas (15).

A G. *fuscipes* encontra-se nos rios Maze, Gorgora, Bazo e Cuccia (GamoGofa), no afluente Ketto e no Degeno do Birbir (Wellega), no afluente do Gojeb (Kaffa) e perto da ponte sobre o rio Omo e da estrada de Addis para Jimma (38). *G. tachinoides* distribui-se ao longo do sistema do rio Abay (Nilo Azul), do vale do rio Belles e do sistema do rio Kobo (36).

3.2 Moscas tsé-tsé florestais (Grupo Fusca)

Os grupos *fusca* são densamente povoados onde as vegetações se encontram em zonas de transição entre a floresta verdadeira e os terrenos de madeira, preferindo a sombra densa e os matagais ribeirinhos. A *G.longipennis* é uma espécie do grupo *fusca* que se restringe ao Quénia, Etiópia, Sudeste do Sudão, Sul da Somália, Noroeste do Uganda e Norte da Tanzânia (5). As moscas tsé-tsé florestais são densamente colonizadas onde há vegetação (9). Nas zonas de transição entre a floresta verdadeira e as terras de madeira, preferem a sombra densa e os matagais ribeirinhos. Por conseguinte, estes grupos que vivem principalmente na floresta têm pouca importância epidemiológica. Na Etiópia, a distribuição deste vetor é ao longo do rio Thelmal (Bale), no afluente do Wabe Shebelle em Ogaden e perto dos lagos Abaya, Gamogoffa e Keffa. Neste grupo, existem duas espécies de moscas tsé-tsé, ou seja, *G. brevipalpis* e *G. longipennis*. *A G. brevipalpis* só é encontrada na parte inferior do rio Omo (9).

3.3 Habitats da mosca tsé-tsé

A presença e a abundância de *Glossina* estão associadas ao ambiente. O habitat, a utilização dos solos e as condições ecológicas são determinantes para a distribuição da mosca tsé-tsé e, por conseguinte, para a transmissão da doença. Além disso, a disponibilidade de hospedeiros e a sua distribuição numa área determinam a dispersão das moscas tsé-tsé, especialmente do grupo das savanas (39). É essencialmente o ambiente biofísico que rodeia, influencia e é utilizado por uma população de espécies. As moscas tsé-tsé encontram-se numa série de habitats na África Subsariana, desde a floresta tropical até às savanas. A sua presença está geralmente relacionada com as caraterísticas da cobertura do solo (ou seja, a vegetação), que é afetada principalmente pelo clima e pelas actividades humanas. A presença de uma fonte de alimento adequada é também essencial para a mosca tsé-tsé. Tal como muitos outros artrópodes, as moscas tsé-tsé são particularmente sensíveis à temperatura e à humidade e, no limite norte da sua distribuição, as temperaturas elevadas e a secura limitam a propagação das moscas (40).

Os três grupos de moscas tsé-tsé *(morsitans, palpalis* e *fusca)* preferem diferentes tipos de habitat. Com uma exceção *(G.longipennis),* as espécies do grupo *fusca* (correspondente ao subgénero *Austenina)* são moscas tsé-tsé florestais que habitam florestas tropicais ou manchas isoladas de floresta, juntamente com florestas ribeirinhas. O habitat típico do grupo *morsitans* é a floresta aberta e a savana florestal, mas também se encontram em orlas de floresta, matos dispersos ou mesmo em campo aberto (41). Para além dos habitats típicos supramencionados, as espécies de *Glossina* podem ser encontradas em habitats menos habituais, entre os quais os mais importantes são os criados pelo homem. A mosca tsé-tsé pode ser encontrada dentro e à volta das aldeias, especialmente na cintura de florestas tropicais da África Ocidental, onde a vegetação original foi cortada para criar quintas e plantações (manga, óleo de palma, bananas, nozes de cola, cacau, café).

3.4 Distribuição da mosca tsé-tsé na Etiópia

A Etiópia possui o maior efetivo pecuário do continente africano, com cerca de 70,3 milhões de bovinos, 42,9 milhões de ovinos, 52,5 milhões de caprinos, 11,3 milhões de equídeos (incluindo 2,1 milhões de cavalos, 8,9 milhões de burros e 0,3 milhões de mulas) e 7,3 milhões de camelos. O sector da pecuária contribui significativamente para a economia, representando 45% do produto interno bruto (PIB) agrícola e 19% do PIB global. O reforço do sector pecuário é um dos principais objectivos do Plano de Crescimento e Transformação (GTP), que visa elevar a Etiópia ao estatuto de país de rendimento médio até 2025. No entanto, o desempenho do sector é atualmente insuficiente devido a vários desafios, incluindo a elevada prevalência de doenças, o fornecimento insuficiente de alimentos para animais, os recursos genéticos de qualidade inferior e estratégias de comercialização inadequadas.

A tripanossomíase animal africana (TAA), vulgarmente conhecida por "nagana", representa um desafio considerável para a produtividade agrícola na África subsariana. Esta doença é atribuída a protozoários parasitas unicelulares chamados tripanossomas, que se propagam através da picada de moscas tsé-tsé que se alimentam de sangue (género: Glossina). Entre as várias espécies de tripanossomas, o Trypanosoma vivax, o T. congolense e o T. brucei afectam significativamente o gado, sobretudo o bovino. As moscas tsé-tsé são também os vectores da tripanossomose humana africana (HAT), que é causada por duas subespécies de T. brucei, especificamente T. brucei gambiense e T. brucei rhodesiense. Para além das moscas tsé-tsé, que são os principais vectores biológicos da tripanossomíase, a AAT também pode ser transmitida mecanicamente por outros artrópodes sugadores de sangue, como os Tabanídeos e os Stomoxys. Esta transmissão mecânica permitiu nomeadamente que a T. vivax expandisse a sua distribuição para além da África subsariana, levando à sua presença endémica na América Latina.A tripanossomíase animal africana (TAA), vulgarmente conhecida por "nagana", representa um desafio considerável para a produtividade agrícola na África subsariana. Esta doença é atribuída a protozoários parasitas unicelulares chamados tripanossomas, que se propagam através da picada de moscas tsé-tsé que se alimentam de sangue (género: Glossina). Entre as várias espécies de tripanossomas, o Trypanosoma vivax, o T. congolense e o T. brucei afectam significativamente o gado, sobretudo o bovino. As moscas tsé-tsé são também os vectores da tripanossomose humana africana (HAT), que é causada por duas subespécies de T. brucei, especificamente T. brucei gambiense e T. brucei rhodesiense. Para além das moscas tsé-tsé, que são os principais vectores biológicos da tripanossomíase, a AAT também pode ser transmitida mecanicamente por outros artrópodes sugadores de sangue, como os Tabanídeos e os Stomoxys. Esta transmissão mecânica permitiu nomeadamente que a T. vivax expandisse a sua distribuição para além da África subsariana, levando à sua presença endémica na América Latina.

Geograficamente, a Etiópia está situada no extremo nordeste da cintura africana de moscas tsé-tsé. As condições bioclimáticas limitam a distribuição da mosca tsé-tsé às regiões ocidentais do país, com uma longitude máxima de 38 graus E...

A tripanossomíase animal africana (TAA), também conhecida por "nagana", é uma das principais doenças do gado que condiciona a produção agrícola na África Subsariana [4, 5]. A AAT é causada por protozoários parasitas unicelulares chamados
tripanossomas, que são transmitidos pela picada de moscas tsé-tsé hematófagas (Género: Glossina). Entre as muitas espécies de tripanossomas existentes, o Trypanosoma vivax, o T. congolense e o T. brucei têm uma relevância económica particular na pecuária e, em particular, no gado bovino [6]. As moscas tsé-tsé também transmitem a tripanossomíase humana africana (HAT), que é causada por duas subespécies de T. brucei (ou seja, T. brucei gambiense e T. brucei rhodesiense) [7]. Para além das moscas tsé-tsé, que são os únicos vectores cíclicos ou biológicos da tripanossomíase, a AAT também pode ser transmitida mecanicamente por outros artrópodes sugadores de sangue, como os Tabanídeos e os Stomoxys [8]. Nomeadamente, o modo de transmissão mecânica permitiu que a T. vivax se propagasse para além da África subsariana e se tornasse endémica também na América Latina [9].

A Etiópia está geograficamente localizada no limite nordeste da cintura africana da mosca tsé-tsé [10]. Os factores bioclimáticos restringem a distribuição da mosca tsé-tsé à parte ocidental do país, com uma longitude máxima de 38 graus Este e uma latitude máxima de 12 graus Norte [11, 12]. As planícies que fazem fronteira com o Sudão e o Sudão do Sul proporcionam à tsé-tsé condições ambientais favoráveis, mas as moscas também se têm espalhado progressivamente pelos vales fluviais longos e muitas vezes íngremes, esculpidos nos maciços e planaltos da Etiópia central [13, 14]. Uma maior propagação para leste é limitada pelas baixas temperaturas que caracterizam as terras altas da Etiópia, mas também pelo clima semidesértico das terras baixas orientais. Na década de 1970, assumiu-se que a altitude de 1600 m era o limite de reprodução da tsé-tsé na Etiópia [11], mas nas décadas seguintes as moscas também foram capturadas a altitudes próximas dos 2000 m [14]. Com base na alteração dos limites de altitude, e dependendo do facto de se considerarem apenas as áreas de reprodução ou as áreas de dispersão, a área de infestação por tsé-tsé na Etiópia tem sido estimada, ao longo dos anos, entre 66 000 km2 e 220 000 km2 [13]. Contudo, na ausência de dados recentes e exaustivos sobre a ocorrência da mosca tsé-tsé, estas estimativas devem ser consideradas como valores aproximados.

Historicamente, foram registadas seis espécies de moscas tsé-tsé na Etiópia: Glossina pallidipes e G. morsitans submorsitans do grupo da savana/morsitans, G. fuscipes fuscipes e G. tachinoides do grupo ribeirinho/palpalis e G. longipennis e G. brevipalpis do grupo da floresta/fusca [10, 15]. Destas, apenas as quatro espécies dos grupos savânico e ribeirinho têm elevada importância económica e ampla distribuição geográfica no país [12, 13].

Em comparação com as moscas tsé-tsé, a AAT tem uma área de ocorrência mais alargada [13, 16]. Este é especialmente o caso da T. vivax, que também é registada em estados regionais sem mosca tsé-tsé, como Tigray e Afar [17,18,19], e acredita-se que ocorra em todo o país [13]. Na Etiópia, a presença de T. vivax para além da cintura de moscas tsé-tsé é atribuída principalmente à transmissão mecânica por vectores não tsé-tsé [20] e, possivelmente, também à circulação de animais entre zonas livres de moscas tsé-tsé e zonas infestadas de moscas tsé-tsé. Observam-se padrões epizoóticos semelhantes para a T. vivax em vários países africanos [21, 22].

É difícil exagerar a gravidade do problema da AAT na Etiópia. Nomeadamente, a partir da década de 1970, os programas de reinstalação deslocaram um grande número de agricultores para zonas infestadas de moscas tsé-tsé, onde, desde então, tiveram de enfrentar o desafio da tripanossomíase [13].

A dependência extremamente elevada da agricultura etíope em relação aos bois de tração também significou que, nas áreas de reinstalação, a tripanossomíase limitou de forma crítica a produção agrícola. Atualmente, os pequenos agricultores das zonas infestadas de moscas tsé-tsé consideram amplamente a AAT como a principal doença animal com que têm de se debater. Este facto foi bem documentado em SNNPR [23,24,25,26], Oromia ocidental [25, 27, 28], Amhara ocidental [29], Benishangul-Gumuz [30] e Gambela [25]. Para além da cintura de moscas tsé-tsé, os agricultores de Tigray e das zonas de Amhara livres de moscas tsé-tsé também referem um grave problema de uso indevido de medicamentos, tanto curativos como profilácticos, e de resistência aos medicamentos [18, 20, 31, 32]. De facto, a utilização de medicamentos é muitas vezes o único instrumento de controlo da tripanossomíase ao dispor dos agricultores [33], e a utilização de medicamentos pode ser extremamente elevada. Seis tratamentos por ano são frequentes [34], e até 20 tratamentos num ano foram relatados para bois de alto valor [35]. Ao contrário da AAT, a HAT não é uma doença importante na Etiópia [36,37,38,39,40].

Devido ao desafio persistente da tsé-tsé e da AAT, em 2013 o governo da Etiópia criou o Instituto Nacional de Controlo e Erradicação da Tsé-tsé e da Tripanossomíase (NICETT), uma estrutura nacional especializada sob a alçada do Ministério da Agricultura. O mandato do NICETT incluía a coordenação de actividades contra a tsé-tsé e a tripanossomíase a nível nacional, e a sua missão era tornar as áreas afectadas livres do problema. O seu objetivo final era aumentar a produção e a produtividade do gado e das culturas e reforçar a segurança alimentar e a autossuficiência das populações afectadas. O instituto foi dotado de pessoal de base (cerca de 300 membros) e de capacidades técnicas. O financiamento global do governo para o NICETT foi de cerca de 2,4 milhões de dólares por ano (período 2018-2019), o que constituiu uma prova do empenho da Etiópia no controlo progressivo da tripanossomíase [41]. A infraestrutura do NICETT incluía um escritório central e uma instalação de criação em massa de tsé-tsé em Kaliti (Adis Abeba) [42]. Além disso, foram estrategicamente colocados quatro gabinetes regionais nas zonas infestadas pela mosca tsé-tsé. Estes escritórios estão localizados em Finote Selam (Amhara), Asossa (Benishangul-Gumuz), Bedelle (Oromia) e Arba Minch (SNNPR) (Fig. 2).

3.5 Factores que afectam a distribuição da mosca tsé-tsé

A distribuição e a prevalência da mosca tsé-tsé são influenciadas por muitos factores ecológicos, como a temperatura, a precipitação e o tipo de vegetação, que são os mais importantes que afectam a sua distribuição (42). A taxa de mortalidade é muito elevada quando as temperaturas excedem os 30 a 32°C (13). A sua distribuição diminui com a baixa pluviosidade, sendo altamente povoada nas regiões que recebem mais de 1000 mm de pluviosidade (34). O seu habitat é adequado nas áreas com floresta densa, terrenos arbustivos e prados de savana e árvores que os protegem dos danos causados pela luz solar e pelo movimento do vento (9). Ver Fig 2. Bacias hidrográficas que influenciam a distribuição geográfica da mosca tsé-tsé na Etiópia ocidental: Abay (Nilo Azul)/Didesa, Baro/Akobo, Gibe/Omo e Vale do Rift.

Fig.2: Atlas nacional da mosca tsé-tsé e da tripanossomíase animal africana na Etiópia.

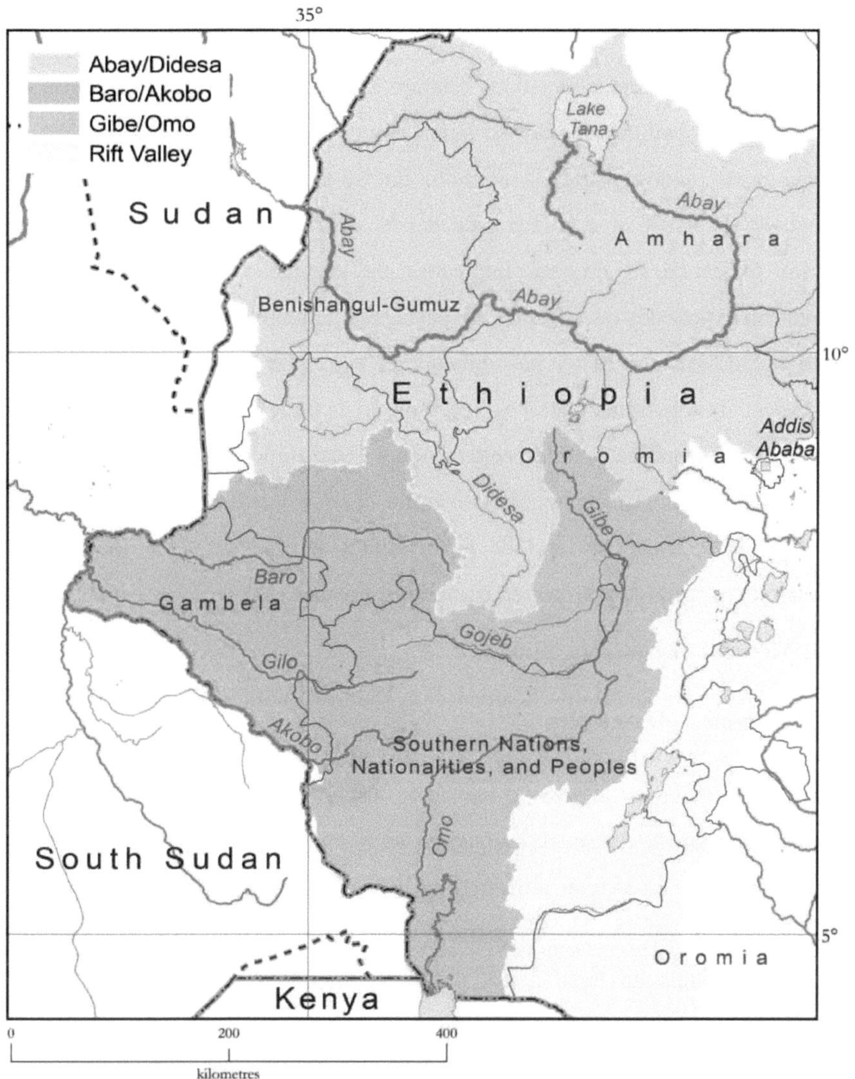

4. CONTROLO DA MOSCA TSÉ-TSÉ

4.1. Métodos de controlo não químicos

4.1.1. Apuramento de matos e caça

Antes de os insecticidas sintéticos estarem disponíveis e de a abordagem mais moderna de armadilhas e alvos se tornar comummente aceite no século XIX, a forma mais predominante de controlo da tsé-tsé era a remoção do habitat adequado da tsé-tsé ou dos seus hospedeiros. Tanto na África Oriental como na África Ocidental, a limpeza impiedosa da vegetação, com o objetivo de transformar florestas ou arbustos em pastagens, era amplamente praticada (43). Este método inicial indica a possibilidade de conseguir a erradicação através da destruição da vegetação natural e da eliminação da fonte de sangue selvagem, mas a técnica não é praticada atualmente devido a várias deficiências e consequências ecológicas. As desvantagens deste método eram o facto de ser mais extenso, ecologicamente não ser melhor e ser difícil de manter. Este método foi oficialmente proibido pelo governo em muitos países (34).

4.2. Métodos de controlo químico

4.2.1. Técnicas de isco vivo

Este método baseia-se no tratamento inseticida do gado e explora o comportamento de sucção de sangue de ambos os sexos da mosca tsé-tsé. As moscas tsé-tsé que tentam alimentar-se de gado bovino ou de outros animais domésticos tratados são mortas ao apanharem um depósito letal de inseticida nas espinhas ventrais do tarso e nos pré-tarso, enquanto se alimentam (13). O inseticida pode ser aplicado diretamente nos bovinos, quer sob a forma de pulverização por imersão, quer sob a forma de aplicação por imersão. A abordagem "pour-on", aplicada mensalmente, é menos propensa a erros e tem-se revelado mais flexível e adaptável em regiões mais remotas, permitindo aos pastores adaptar a abordagem em função das necessidades (5). A solução de pulverização de deltametrina é preparada adicionando, por exemplo, 50 mililitros da concentração a cada 10 litros de água no pulverizador de dorso e pulverizada em todo o corpo do animal. Os animais tratados com inseticida são considerados alvos móveis e são mais atractivos do que os alvos fixos e as armadilhas (44). No entanto, este método de pulverização é relativamente dispendioso. O custo mais baixo da pulverização por imersão e a possibilidade de a combinar com o controlo das carraças fazem desta uma medida muito rentável para travar a tripanossomíase animal (45).

4.2.2. Aplicação aérea de insecticidas não persistentes

Um método alternativo à pulverização terrestre é a utilização de aviões de asa fixa (também podem ser utilizados helicópteros, mas são demasiado caros) para emitir um aerossol de gotículas finas contendo insecticidas sobre o habitat da tsé-tsé. Como as gotículas são pequenas, não deixam um depósito persistente no habitat. O inseticida é disperso a 10-15 m acima da copa das árvores, em faixas de 200-300 m, em tratamentos repetidos (56 vezes) com um intervalo de 9-10 dias. Embora o método só possa ser utilizado em terrenos f l at durante condições de inversão de temperatura e exija equipamento de navegação sofisticado, não se limita à estação seca e não requer o destacamento de grandes equipas terrestres. Condições meteorológicas absolutamente perfeitas são um pré-requisito para o sucesso, sem margem para erros (em caso de inversão imperfeita, falha mecânica, etc., todo o ciclo de pulverização tem de ser reiniciado).

Em comparação com a pulverização de insecticidas residuais, esta técnica é menos. Contaminante para o ambiente e mais barata por km^2. No entanto, a deriva dos insecticidas continua a ser um problema, uma vez que o princípio é ainda mal compreendido. Nos anos setenta, foram obtidos êxitos consideráveis no Botsuana, na Zâmbia, na Nigéria, no Zimbabué e no Uganda, utilizando aviões de asa fixa (46).

4.2.3. Spray de solo

Os ensaios com insecticidas contra a mosca tsé-tsé começaram em 1945, quando o DDT e o BHC (HCH) eram os únicos compostos sintéticos disponíveis. A aplicação de depósitos residuais de insecticidas persistentes nos locais de repouso da mosca tsé-tsé foi muito utilizada, mas é agora desencorajada devido a preocupações com os efeitos nos organismos não visados. As primeiras aplicações residuais foram efectuadas contra espécies ribeirinhas, como a *G. palpalis* e *a G. fuscipes,* cujos habitats se limitam às margens da água (47). Nas grandes florestas de galeria, é por vezes possível abrir caminhos na floresta, que serão amplamente utilizados pelas moscas tsé-tsé em movimento, e tratá-los para controlar as moscas. As suspensões e emulsões de DDT, que foram utilizadas nas primeiras experiências, foram geralmente substituídas por emulsões de dieldrina, que se supõe serem eficazes durante quase um ano e, por vezes, mais de um ano, se aplicadas a 4% (48). O controlo da mosca tsé-tsé através de insecticidas residuais não foi efectuado em espécies florestais de altitude e só é promissor quando os habitats da mosca são limitados (5).

4.2.4. Técnica Aérea Sequencial (SAT)

A técnica de aerossol sequencial é uma técnica de pulverização de deriva ULV que utiliza uma quantidade de inseticida proveniente de um gerador de aerossol fixado a um avião ou helicóptero que voa baixo. A utilização de aviões para a aplicação de insecticidas tem vantagens óbvias, a principal das quais é a sua capacidade de cobrir rapidamente grandes áreas (49). As aplicações aéreas de insecticidas para controlar a mosca tsé-tsé nas zonas onde vivem as moscas tsé-tsé são pulverizadas com insecticidas não residuais, a intervalos concebidos para matar inicialmente todos os adultos e, em seguida, para matar os jovens adultos após a sua emergência (50). Os aerossóis de insecticidas têm um efeito residual muito curto e matam as moscas tsé-tsé. É essencial que a área a pulverizar tenha potencial económico e também impactos negativos no ambiente (51). **Utilização de dispositivos atractivos: armadilhas, alvos, animais tratados com**

insecticidas

4.2.2. Alvos (Tecido tratado com inseticida)

Foi demonstrado que as baixas taxas de reprodução da mosca tsé-tsé significam que a taxa de mortalidade só precisa de ser relativamente baixa para ter um efeito de controlo importante (31). Isto pode ser conseguido com objectivos. O objetivo era controlar as moscas tsé-tsé atraindo-as para alvos visuais, que são iscados com atractivos odoríferos e revestidos com inseticida. O controlo da mosca tsé-tsé com dispositivos práticos e económicos foi iniciado na década de 1970 (52).

Os alvos são pedaços de tecido tratado com inseticida, medindo cerca de 1,15 m^2 , que são colocados em habitats de tsé-tsé. São suportados por postes finos de aço ou de madeira (53). A cor do alvo é preta ou uma combinação de azul e preto e é colocado pendurado nos ramos de uma árvore pequena, fixado a postes de suporte ou fixado a um caule fino de uma planta (51). As moscas tsé-tsé são atraídas pelos segmentos azuis e pousam no segmento preto. A técnica é bastante simples, eficaz, não poluente, rentável, utilizada para o estabelecimento de barreiras, integrada com outras técnicas e requer uma manutenção menos frequente, mas exige a utilização de insecticidas e, por vezes, causa danos ao fogo no mato, aos animais e às pessoas (24).

4.2.3. Armadilhas (impregnadas de inseticida)

As armadilhas para moscas tsé-tsé são um dispositivo constituído por um conjunto de tecidos azuis e pretos com uma rede branca na parte superior, que criam um cone pontiagudo que atrai as moscas e as recolhe e/ou mata. As armadilhas podem ser utilizadas para a vigilância entomológica e também para o controlo. Os alvos são mais simples do que as armadilhas, mas não são utilizados para a vigilância. São impregnados com insecticidas biodegradáveis para matar as moscas que neles pousam. Tanto as armadilhas como os alvos podem ser utilizados para eliminar uma fração da população de tsé-tsé (54).

As armadilhas são dispositivos constituídos por um pedaço de tecido azul e preto com uma rede branca na parte superior, criando um canto agudo, e funcionam como um meio eficaz de controlo da tsé-tsé. São utilizadas para capturar moscas, tanto para efeitos de controlo como de monitorização (55). Os ecrãs azuis das armadilhas são alternados com ecrãs pretos para que as moscas se instalem. Subsequentemente, as moscas deslocam-se para as partes superiores da armadilha, na direção da luz (52). As armadilhas eficazes atraem todas as moscas a uma distância de aproximadamente 50 m. As moscas tsé-tsé que entram na armadilha podem morrer devido à exposição a um inseticida impregnado no material da armadilha ou por estarem expostas ao sol (8). As armadilhas impregnadas têm a vantagem adicional de as moscas se fixarem no exterior, mas as que não entram também morrem. Estão disponíveis odores atractivos para o controlo das moscas que transmitem a tripanossomíase animal. Estes atractivos incluem urina de vaca, acetona octenol e fenóis. Não são poluentes e são relativamente económicos (9).

4.3. Métodos de controlo biológico

4.3.1. Agentes patogénicos

T lista de microrganismos patogénicos para a tsé-tsé é limitada e os conhecimentos são rudimentares. O potencial de utilização de agentes patogénicos no controlo da tsé-tsé é reduzido, uma vez que a fase larvar, para muitos insectos uma fase altamente suscetível aos agentes patogénicos, é críptica e as pupas estão protegidas por uma casca dura. Os microrganismos intracelulares do tipo rickettsia, observados no epitélio do intestino médio, no corpo adiposo e nos oócitos em desenvolvimento de várias espécies de tsé-tsé, são potenciais candidatos ao controlo biológico. Foram associados à rutura e degeneração das células hospedeiras (56). As glândulas salivares de 1% dos machos *de G. pallidipes* recolhidos na floresta de Kibwesi, no Quénia, estavam anormalmente aumentadas. Foram encontradas partículas semelhantes a vírus nas células epiteliais destas glândulas salivares hiperplásicas e esta condição está frequentemente associada a uma esterilidade completa (57).

O vírus é transmitido por via transovariana e pode estar presente em estado alatente nalgumas moscas aparentemente normais (58). As caraterísticas do vírus foram estudadas mas, até à data, não podem ser colocadas em nenhum dos grupos taxonómicos existentes de vírus de ADN (59Jordan, 1995). Seis géneros de bactérias patogénicas foram isolados de moscas *G. pallidipes* colhidas no terreno. Outros organismos patogénicos das moscas tsé-tsé adultas são vários géneros de bactérias (61; 59), vários nemátodos (62) e várias estirpes de espécies de fungos entomopatogénicos (59). Embora estes agentes patogénicos possam causar uma mortalidade elevada em laboratório, a sua utilização prática para fins de controlo, ou seja, o desenvolvimento de métodos eficazes de introdução destes agentes patogénicos na população selvagem de moscas tsé-tsé, continua a ser problemática e requer mais investigação.

4.3.2. Parasitas

Conhecem-se apenas algumas tentativas infrutíferas de libertação de agentes de controlo biológico em habitats de tsé-tsé. Uma delas foi a libertação de ±300.000 *Nesolynx* (Hymenoptera parasita das pupas de tsé-tsé) no Malawi (63) e de cerca de 14 milhões na Tanzânia (61). Ambos os ensaios tiveram poucos resultados. Dez espécies do género *Exhyalanthrax* (*Thyridantrax)* (Diptera: Bombyliidae) são conhecidos parasitas de pupas com elevadas taxas de parasitismo na África Oriental e do Sul. No entanto, não foi desenvolvido nenhum método adequado para a produção em massa e, consequentemente, as moscas nunca foram utilizadas como agentes de controlo biológico. Como Jordan (1986) concluiu: "Alguns destes inimigos naturais podem causar uma mortalidade elevada nas moscas tsé-tsé, mas a dificuldade está em fazer com que isto seja vantajoso para o homem."

4.4.3. Predadores

Foram relatados numerosos animais como predadores da mosca tsé-tsé ou das suas pupas, mas os registos são, na sua maioria, anedóticos: mamíferos (babuínos, morcegos, mangustos, musaranhos, etc.), aves (pintadas, francolins), insectos (libélulas, escaravelhos, grilos, formigas, etc.) e aranhas (64) relataram uma taxa de mortalidade de pupas de 23% durante um período de desenvolvimento de 30 dias para a *G. pallidipes,* uma taxa de mortalidade que era independente da densidade pupal. Sabe-se muito pouco sobre a biologia e a ecologia (habitat, longevidade, períodos de reprodução, frequência das suas refeições, etc.) destes predadores e sobre a sua relação com a mosca tsé-tsé, nem existem provas de uma ação específica destes predadores contra a mosca tsé-tsé (62).

4.4. Técnicas de insectos esterilizados (SIT)

O SIT baseia-se na produção de grandes quantidades do inseto-alvo em centros de produção especializados, na esterilização dos machos (ou, por vezes, de ambos os sexos) e na libertação sustentada e sistemática dos machos estéreis na área-alvo, em números suficientemente grandes em relação à população de machos selvagens para que estes possam competir com as fêmeas selvagens. O acasalamento de insectos estéreis com insectos virgens, fêmeas nativas, não resulta em descendência (65).

O princípio do SIT é que os insectos fêmeas férteis são incapazes de produzir descendência normal quando acasalam com machos estéreis. Por isso, as moscas macho são criadas em massa no laboratório, esterilizadas por irradiação e libertadas para acasalar com fêmeas selvagens (66). Os machos esterilizados ainda são capazes de fazer o seu "trabalho": inseminar as fêmeas com esperma estéril. Como as moscas esterilizadas não devem diferir muito das moscas selvagens, as moscas criadas em laboratório e irradiadas são verificadas quanto à sua qualidade e comportamento em comparação com as suas congéneres selvagens (67). Quando um número suficiente de machos estéreis é libertado durante um período suficientemente longo, não ocorre acasalamento fértil e a pupação é eliminada (68).

A SIT não tem efeito sobre organismos não visados. Também ao contrário de outras técnicas, a SIT torna-se mais eficiente com densidades mais baixas de moscas, e é ideal para a fase final da erradicação local da tsé-tsé (54). Requer conhecimentos detalhados sobre a biologia e ecologia da praga alvo, e o inseto deve ser passível de criação em massa. O SIT tem sido utilizado com êxito em combinação com outras tácticas de controlo para erradicar, suprimir ou conter populações de pragas de Diptera Coleoptera e Lepidoptera, por exemplo, a erradicação da mosca Cochliomyia hominivorax nos EUA, México, América Central e Líbia (69).

I

4.5 SIT na Etiópia

Em 1997, o governo etíope, com o apoio da Agência Internacional da Energia Atómica (AIEA), lançou um projeto no Vale do Rift Sul conhecido como Projeto de Erradicação da Tsé-tsé do Sul (STEP). Os objectivos a longo prazo desta iniciativa são (1) estabelecer uma zona livre de tsé-tsé abrangendo uma área de 25.000 quilómetros quadrados designada para o desenvolvimento agrícola, e (2) melhorar as capacidades nacionais para a implementação de estratégias de Gestão Integrada de Pragas em toda a área (AW-IPM), incorporando uma componente de Técnica de Insectos Estéreis (SIT), noutras regiões do país afectadas pela tsé-tsé e pela tripanossomíase (Alemu et al., 2007).

O projeto começou com a recolha e avaliação de dados de base nos domínios entomológico, veterinário, ambiental e socioeconómico, que reafirmaram a presença de uma única espécie, Glossina pallidipes Austen, no vale principal, juntamente com os impactos socioeconómicos e agro-económicos positivos previstos. Este cenário levou ao reconhecimento internacional do Vale do Rift Sul como uma área prioritária para o controlo da tsé-tsé e da tripanossomíase, bem como para a agricultura sustentável e o

desenvolvimento rural (Alemu et al., 2007). Em 2002, foi estabelecida uma colónia de G. pallidipes Austen do Vale do Rift Meridional, e foram iniciados esforços comunitários de supressão da tsé-tsé em áreas específicas, utilizando insecticidas no gado e alvos de tecido azul-preto concebidos para atrair moscas tsé-tsé.

As iniciativas localizadas de supressão da tsé-tsé foram alargadas de modo a abranger todas as grelhas operacionais nos 10.500 quilómetros quadrados da área do bloco 1 do STEP. A monitorização entomológica e veterinária limitada realizada em 15 locais indica que a densidade aparente de G. pallidipes nestes locais de controlo alvo pode ter diminuído em 92%, enquanto a prevalência de tripanossomas no gado nessas regiões diminuiu em 58% (Alemu et al., 2007). Além disso, uma análise utilizando sistemas de informação geográfica (SIG) revelou que os esforços de supressão da mosca tsé-tsé baseados na comunidade não abrangem todas as regiões infestadas de moscas tsé-tsé dentro do bloco STEP-1. Consequentemente, presume-se que certos rebanhos de gado continuam a apresentar uma elevada prevalência da doença em áreas inadequadamente tratadas pelas iniciativas comunitárias de controlo da mosca. O programa operacional irá incorporar o estabelecimento de um quadro de regras e regulamentos adaptados aos requisitos específicos de uma campanha operacional de AW-IPM, que inclui uma estrutura de gestão eficaz e a disponibilização de flexibilidade financeira suficiente (Alemu et al., 2007).

A infestação da mosca tsé-tsé no Vale do Rift meridional da Etiópia tem impedido o avanço da agricultura mista no âmbito do projeto de cooperação técnica ETH/5/012, que se centra na integração da técnica do inseto estéril para a erradicação da tsé-tsé. Este projeto visa estabelecer uma zona livre de tsé-tsé e de tripanossomíase, cobrindo uma área de 25.000 km^2 no Vale do Rift Meridional (SRV), na Etiópia, facilitando assim a introdução da agricultura mista, de acordo com um plano de utilização das terras

desenvolvido pelo Governo (IAEA, 1957-2007). O STEP Kaliti Tsetse Rearing and Irradiation Centre (Centro Kaliti) foi inaugurado a 3 de fevereiro de 2007. Uma vez totalmente equipada e operacional, esta nova instalação terá uma capacidade de colónia de aproximadamente 7 milhões de moscas fêmeas e será capaz de produzir mais de 700.000 moscas macho estéreis semanalmente, o suficiente para tratar cerca de 7.000 km2 de cada vez (IAEA, 1957 2007). O STEP está atualmente a preparar-se para operações de campo extensas, que incluirão a técnica dos insectos estéreis.

4.6. Criação em massa e colonização de tsé-tsé em condições de laboratório para fins de SIT

As moscas tsé-tsé são vectores dos tripanossomas africanos, parasitas que causam a tripanossomíase africana humana e animal. O controlo da mosca tsé-tsé é um dos principais métodos utilizados para combater a doença [1]. Para serem eficientes, as tentativas de controlo da mosca tsé-tsé devem envolver uma combinação de métodos que sejam eficientes tanto a altas como a baixas densidades populacionais [2]. A técnica do inseto estéril (SIT) é particularmente importante para o controlo, pois é um dos poucos métodos de controlo que é eficiente a baixas densidades [2]. A SIT é efectuada através da libertação sequencial em massa de machos estéreis gerados a partir de uma colónia de laboratório para uma área infestada. Quando os machos estéreis são mais numerosos do que os machos selvagens, acasalam com mais sucesso com as fêmeas selvagens que, por sua vez, não produzem descendentes. O SIT provou ser uma técnica de controlo eficiente em diferentes partes do mundo, principalmente em pragas de culturas, mas também foi utilizado com sucesso para erradicar a lagarta-rosca do Novo Mundo Cochliomyia hominivorax, uma praga veterinária, na América do Norte e Central [revisto em 3].

Os programas de gestão integrada de pragas em toda a área (AW-IPM) que utilizam a técnica do inseto estéril (SIT) dependem, durante um período definido, de um fornecimento fiável de um grande número de insectos estéreis de alta qualidade para libertação. Os insectos são criados em grandes instalações de criação ou fábricas especiais, em condições definidas. A criação em massa da mosca tsé-tsé é simplificada em laboratório, uma vez que só é necessário ter em conta duas fases de desenvolvimento, ou seja, a fase adulta e a fase de pupa, e a única necessidade alimentar é o sangue quente de vertebrados para a alimentação dos adultos. A reprodução nas moscas tsé-tsé faz-se por viviparidade adenotrófica, em que a fêmea dá à luz crias vivas. As larvas são nutridas dentro da mãe por secreção de glândulas acessórias altamente modificadas e são larvipositadas numa fase avançada de desenvolvimento. A pupação ocorre em poucas horas. A produção de larvas a partir de fêmeas fertilizadas começa cerca de 20 dias após a emergência da fêmea. A fêmea produz uma única larva em intervalos de cerca de 9-10 dias, dependendo da temperatura. A duração da fase de pupa é de cerca de 30 dias, sendo que os machos necessitam de mais 1-2 dias do que as fêmeas para emergir. O tempo máximo de vida da fêmea adulta é de cerca de 100-120 dias, o que equivale ao tempo necessário para produzir 9 larvas. No entanto, no laboratório, numa gaiola de produção típica, a média é de cerca de 4 pupas por fêmea. Se a taxa de emergência de adultos for de 90%, durante um período de 3 meses uma fêmea produzirá uma média de 1,8 machos emergidos e 1,8 fêmeas. A colónia não aumentará de tamanho se o número de pupas por fêmea inicial for inferior a 2,2.

Na manutenção tradicional das colónias, os machos e as fêmeas são separados à saída da colónia até atingirem a maturidade sexual, sendo depois introduzidos nas gaiolas para acasalamento. Após um

Durante um período de 2 ou 3 dias, os sexos são novamente separados e as fêmeas são mantidas para a produção de larvas, enquanto os machos são eliminados. Devido à baixa taxa de reprodução, as fêmeas são mantidas durante um período de tempo considerável para produzir um número suficiente de insectos, tanto para manter a colónia como para fornecer machos para esterilização e libertação. A conceção do sistema de criação é tal que a gaiola que contém os adultos permite que as moscas se alimentem de sangue e que as larvas de terceiro ínstar depositadas rastejem para fora. O desempenho das moscas é determinado pelo controlo da sobrevivência e da produção de larvas.

4.6.1. Estirpe de população de tsé-tsé adaptada ao laboratório (adaptação laboratorial e composição genética)

Para serem bem sucedidos, os programas SIT precisam de ultrapassar uma série de potenciais dificuldades genéticas. Em primeiro lugar, a diferenciação genética e fenotípica pode causar barreiras de acasalamento entre populações selvagens, o que pode tornar a SIT menos eficaz, dependendo da origem geográfica dos insectos estéreis [4]. Em segundo lugar, é provável que o estabelecimento de uma colónia de laboratório para SIT esteja associado a uma forte pressão de seleção no sentido da adaptação ao laboratório e da perda de diversidade genética em comparação com a população de campo de origem. Em terceiro lugar, uma vez que a SIT envolve frequentemente a libertação de machos, a utilização de um rácio sexual desequilibrado na colónia (uma prática comum) é suscetível de aumentar a deriva genética na colónia e, por conseguinte, a perda de diversidade genética em comparação com a população de campo original. A adaptação em laboratório e a perda de diversidade genética podem estar associadas a uma perda de competitividade no campo [4], [5], o que pode limitar a eficiência dos SIT.

Os SIT provaram ser úteis no controlo da mosca tsé-tsé, sendo o exemplo mais notório a erradicação da Glossina austeni da ilha de Unguja (Zanzibar), na Tanzânia, através de um projeto integrado de erradicação da mosca tsé-tsé em toda a área, terminado por uma fase de SIT [6]. Na sequência deste êxito, foram iniciados novos programas de SIT de tsé-tsé, incluindo um que visa a Glossina pallidipes, um vetor da tripanossomíase humana africana [7]-[9] e, provavelmente, o principal vetor da tripanossomíase animal africana na África Oriental [10]. Estão prestes a ser efectuadas libertações-piloto de machos estéreis de G. pallidipes [11].

4.6.2. Estirpe da população de tsé-tsé adaptada ao laboratório **(origem da colónia da AIEA)**

A colónia de G. pallidipes da AIEA é uma das poucas colónias de laboratório desta espécie em todo o mundo e a única com a qual se conseguiu até à data uma criação em massa. Esta é a razão pela qual foi utilizada para iniciar a criação em massa em todas as instalações SIT que estão atualmente a criar G. pallidipes [12], [13]. A colónia de G. pallidipes da AIEA é geralmente considerada como tendo sido estabelecida a partir da colónia de laboratório da Universidade de Amesterdão, Países Baixos, que por sua vez foi estabelecida a partir de pupas selvagens recolhidas em Lugala, Uganda, em 1975 [14]. No entanto, vários pormenores associados à origem da colónia não são claros. Por exemplo, a "data de início" da colónia da AIEA varia de acordo com as publicações [ver 15], [16]-[18], [19 para as diferentes datas assumidas para o início da colónia da AIEA]. Além disso, um relatório da AIEA de março de 1987 indica que "A new colony of G. pallidipes was initiated from pupae kindly donated by the Tsetse Research Laboratory, Bristol, England." e crê-se que este foi o início da atual colónia da AIEA [12], [17], [20]. Esta potencial outra origem é importante porque a G. pallidipes enviada para a IAEA em 1987 pode ter sido originária do norte do Zimbabué [21]. Em resumo, os relatos publicados não permitem identificar uma única população de campo como a origem da atual colónia de G. pallidipes da AIEA e não podem excluir a possibilidade de mistura entre colónias de origem zimbabueana e ugandesa. Esta falta de clareza é potencialmente importante devido à elevada diferenciação genética entre as populações de G. pallidipes do Uganda e do Zimbabué [22]. Se a colónia da AIEA fosse o resultado de uma mistura entre essas populações, abrigaria grande parte da diversidade genética presente na espécie. Isto poderia ser uma vantagem para futuros programas SIT, uma vez que poderia limitar potenciais barreiras de acasalamento com populações de campo visadas pelo controlo SIT.

Os marcadores moleculares e a genética populacional podem ser utilizados para reconstruir a história demográfica das populações, permitindo assim compreender aspectos do estabelecimento e da colonização das populações, como o efeito fundador, o estrangulamento populacional e a expansão demográfica [por exemplo, 23], [24]-[26]. Neste contexto, a Computação Bayesiana Aproximada (ABC) recentemente desenvolvida [27]-[29] revelou-se útil para identificar histórias de colonização complexas e inesperadas [30], [31]. A ABC permite a comparação quantitativa de cenários demográficos ou evolutivos complexos e a estimativa de parâmetros de interesse com base em dados moleculares e históricos. Demonstrou ser um método poderoso para comparar cenários demográficos e filogeográficos complexos com base em conjuntos de dados de genética populacional [por exemplo, 23], [30], [32]-[34].

A origem da colónia da AIEA

A colónia IAEA de G. pallidipes é a única disponível para a criação em massa deste importante vetor da tripanossomíase africana humana e animal. É a população de origem dos programas da Técnica do Inseto Estéril (SIT) no Quénia, na Tanzânia e na Etiópia [13]. No presente estudo, analisámos a variação genética dentro e entre a colónia da AIEA e as suas duas potenciais populações de origem e combinámo-la com informação histórica para identificar a população de origem mais provável e inferir a demografia passada da colónia.

A análise ABC fornece uma previsão numérica para o tamanho da população durante o estrangulamento. As nossas estimativas revelaram que a deriva genética associada à fundação e estabelecimento da colónia da AIEA foi forte, com um número efetivo de indivíduos associados à fundação e estabelecimento da colónia de cerca de 27. Isto é consistente com o registo histórico de que apenas 36 fêmeas foram usadas para iniciar a colónia [14].

Em conclusão, todas as análises indicam claramente que a área de origem da colónia da AIEA é a fronteira Quénia/Uganda e que um estrangulamento genético grave esteve associado à fundação e estabelecimento da colónia, causando uma perda acentuada de diversidade genética. Estes dados contrastam com resultados anteriores relativos a colónias de G. pallidipes, mas esses estudos foram limitados pela utilização de marcadores isoenzimáticos e abordagens analíticas baseadas em grande medida na medição das frequências alélicas e da heterozigotia [5], [74].

Ilustração da utilidade das inferências baseadas em modelos na genética das populações

O conjunto de dados analisados no presente estudo ilustra bem a utilidade de inferências baseadas em modelos, como o ABC, em relação a análises mais clássicas de genética populacional. Os nossos dados mostram claramente que uma comparação direta da diversidade genética da colónia de laboratório com a da amostra recolhida da sua população de origem resultou em valores semelhantes para Na e AR que, isoladamente, parecem indicar que não houve perda de diversidade na colónia. Estes resultados contrastam, contudo, com o excesso de heterozigotia, a mudança de modo da distribuição das classes de frequência alélica e a análise ABC, que indicam que a população de Busia sofreu um estrangulamento genético grave. Utilizando o ABC, foi possível ter em conta a demografia da população de Busia entre a fundação da colónia da AIEA e a amostragem de moscas em Busia. O presente estudo demonstra claramente que as inferências baseadas em modelos, como o ABC, são mais poderosas na deteção de estrangulamentos genéticos do que os métodos baseados em momentos, como os implementados no programa Bottleneck [54], que não foi capaz de detetar qualquer estrangulamento na colónia da AIEA a partir de amostras contemporâneas. Esta observação está de acordo com resultados anteriores, tanto empíricos [e.g. 75] como por simulação [76].

Como indicado por Luikart et al. [57] e Piry et al. [54] os testes implementados no programa Bottleneck são capazes de detetar um estrangulamento genético recente 2Ne-4Ne gerações antes da amostragem. É provável que o estrangulamento associado à colónia da AIEA tenha ocorrido cerca de 150 gerações antes da amostragem, o que explica potencialmente porque é que os testes implementados no Bottleneck não detectaram qualquer estrangulamento na colónia da AIEA a partir de amostras contemporâneas. Além disso, Hoban et al. [77] mostraram recentemente por simulação que uma "recuperação após um período de tempo moderado" está associada a uma importante redução de poder na deteção de estrangulamentos quando se utilizam métodos baseados em momentos. Esta descoberta é consistente com a rápida recuperação após o estrangulamento que ocorreu na colónia IAEA de 36 para mais de 1500 fêmeas em aproximadamente três anos [14].

4.7. Problema e constrangimentos da colonização e manutenção em laboratório, consequências para os programas de Técnica Estéril de Insectos (TEI)

4.7.1. ***Deriva genética da estirpe de laboratório a partir da estirpe selvagem***

O elevado nível de deriva genética que ocorreu na colónia da AIEA poderia ter um impacto negativo nos SIT, uma vez que algumas das caraterísticas de tipo selvagem de G. pallidipes poderiam ter-se perdido durante o forte estrangulamento genético associado à fundação e estabelecimento da colónia da AIEA. Por exemplo, poderia ter-se perdido alguma diversidade genética associada à competitividade no acasalamento, o que levaria a uma competitividade subóptima dos machos da colónia no campo.

Teoricamente, podem ser tomadas várias medidas para reduzir a deriva genética associada à criação de organismos em cativeiro. Numa colónia já estabelecida, é possível limitar a deriva genética reduzindo a variação do sucesso reprodutivo através da redução do número de indivíduos não acasalados e/ou homogeneizando a contribuição de cada família para a geração seguinte. No entanto, para a SIT, que requer a produção em massa de machos para esterilização e libertação no campo, a redução da variação no sucesso reprodutivo não é viável. Com efeito, a SIT requer a produção de dezenas de milhares de insectos e, nestas condições, a carga de trabalho associada a medidas que visam a homogeneização da contribuição de cada família para a geração seguinte seria demasiado exigente. Além disso, no caso da SIT da tsé-tsé, a necessidade de produzir machos de reserva para esterilizar é contrária a qualquer procedimento que tenha por objetivo reduzir o número de indivíduos não acasalados. De facto, os machos para os SIT são poupados antes do acasalamento (e algumas técnicas procuram mesmo identificar os machos durante o período de pupa), o que é possível graças à utilização de uma razão sexual assimétrica no acasalamento [1 macho para 3 ou 4 fêmeas, dependendo da espécie de mosca tsé-tsé, 78].

A combinação dos nossos resultados com os de Ouma et al. [35] permite avaliar a representatividade da colónia da AIEA em comparação com as populações de campo de G. pallidipes. Ao fazê-lo, é importante ter em conta o facto de a população de Busia ter provavelmente sofrido um estrangulamento genético, provavelmente na década de 1990. De acordo com as nossas inferências sobre este estrangulamento genético em Busia, Ouma et al. [35] mostraram que a diversidade genética da população de Busia é, em média, cerca de 25% (32% para AR e 21% para H) inferior à de outras populações de G. pallidipes no Uganda e no Quénia. Tendo em conta esta discrepância de diversidade genética entre Busia e outras populações de campo, podemos concluir que a diversidade genética da colónia da AIEA é, em média, cerca de 55% (45% para AR e 63% para H) inferior à de outras populações de G. pallidipes no Uganda e no Quénia. Isto está de acordo com a nossa comparação entre a diversidade genética da colónia da AIEA e a amostra simulada de Busia 1975 (Figura 6). As diferenças entre a diversidade genética presente na colónia da AIEA e as populações que são geneticamente muito diversas, como Rukomeshi [22], são obviamente ainda maiores. De facto, a diversidade genética na colónia da AIEA é cerca de 65% (65% para AR e 66% para H) inferior à da população Rukomeshi.

As colónias de laboratório de insectos devem ser geneticamente semelhantes às populações de campo para que possam ser realizados estudos significativos sobre diferentes aspectos da biologia de uma espécie [por exemplo, 5]. A este respeito, os nossos dados implicam que os resultados obtidos utilizando a colónia da AIEA devem ser interpretados com alguma cautela no que diz respeito à biologia de G. pallidipes. É de notar que não foi detectada qualquer perda de diversidade genética em comparação com as populações de campo noutras colónias de diferentes espécies de tsé-tsé (G. tachinoides, G. m. morsitans, G. m. centralis e G. pallidipes), exceto numa colónia de G. p. gambiensis [revisto em 5].

3.2.2. Problemas e limitações da colonização da tsé-tsé em laboratório

No caso de colónias estabelecidas de raiz, é óbvio que a maximização do número de indivíduos fundadores e/ou o fornecimento contínuo de indivíduos provenientes do campo limitará a perda de diversidade genética em comparação com a população de origem no campo. No entanto, tal poderia também impedir o estabelecimento em laboratório e a criação em massa, que requer um elevado nível de adaptação dos organismos criados às condições laboratoriais [4]. De facto, uma entrada contínua de moscas do laboratório para o campo conduziria a um fluxo contínuo de genes do meio selvagem para o laboratório e poderia impedir a adaptação ao laboratório (ou seja, o aumento da frequência de combinações de genes "adaptados ao laboratório").

Em G. pallidipes, foram feitas muitas tentativas infrutíferas de criar pequenas colónias de laboratório [por exemplo, 79], bem como colónias maiores de criação em massa [80]-[82]. Embora algumas dessas tentativas mal sucedidas possam ser devidas a doenças da mosca [82], os efeitos genéticos também podem fornecer explicações. Surpreendentemente, em comparação com outras colónias de G. pallidipes descritas na literatura, a colónia da AIEA foi iniciada a partir do menor número de indivíduos fundadores, embora seja a única que atingiu a criação em massa. Com efeito, todas as tentativas de estabelecer colónias de G. pallidipes referidas na literatura foram efectuadas com um número muito superior de indivíduos fundadores [ver 79, para o fracasso, 79 & 83, para a manutenção de colónias muito pequenas e 84 & 85 para colonizações bem sucedidas]. As 36 fêmeas produtoras que estiveram na origem da colónia IAEA [14] podem ter transportado um pool genético particularmente adequado para a colonização em laboratório. Alternativamente, é possível que alguns alelos deletérios tenham sido eliminados por deriva genética [86], [87], tornando esta colónia mais bem sucedida do que outras.

4.7.2. Problemas e factores a ter em conta (taxa de reprodução)

O carácter vivíparo do ciclo reprodutor da Glossina resulta numa taxa de reprodução muito lenta que deixa pouca margem para uma técnica de criação incorrecta; se se pretende obter material excedentário, a técnica desenvolvida deve ser perfeita. Quanto mais elevada for a temperatura, dentro de certos limites, mais rapidamente se completa o ciclo, mas mesmo assim é lento. Por exemplo, com G. morsitans mantido a 26°-27°C, a primeira larva não será expelida até cerca do 20° dia de vida;b se as condições laboratoriais para o ritmo forem perfeitas, as larvas subsequentes aparecerão a intervalos de 10 dias; o período de pupa será de cerca de 25 dias. As duas primeiras pupas, teoricamente um macho e uma fêmea, devem ser conservadas para reserva e, como é improvável que haja 100% de fertilização e 100% de emergência, seria mais sensato conservar as três primeiras pupas para este efeito. Assim, se todas as fêmeas estiverem a produzir pupas ritmicamente a intervalos de 10 dias, seria necessário atingir uma idade média de 50 dias (20+10+10+10) para obter a quarta pupa e permitir que um quarto da produção seja distribuído por outras operárias. Felizmente, a mosca tsé-tsé é um inseto de vida longa.

Por exemplo, Foster,C mantendo 177 fêmeas de G. morsitans em tubos individuais, obteve uma idade média de 90 dias, com 2,38 pupas por fêmea. Mas este método de manutenção é impraticável para culturas em grande escala e pode conduzir a uma reprodução deficiente: McDonald verificou que as G. submorsitans com tubos individuais produzem muito menos pupas e mais pequenas do que as moscas mantidas em comum em caixas grandes, mas que este último método de manutenção conduz a uma mortalidade elevada, especialmente entre as moscas jovens; ignorando a mortalidade entre as fêmeas virgens, McDonald (dados não publicados) verificou que, em média, apenas 30% do número inicial de fêmeas fertilizadas sobreviveram até aos 60 dias. As fêmeas individuais podem viver durante muito tempo: Foster e regista uma fêmea de G. morsitans que sobreviveu durante 242 dias, mas tais moscas são de pouco valor uma vez que a taxa de reprodução abranda com a idade. Nash & Roberts verificaram que a taxa de reprodução das fêmeas de G. palpalis pertencentes ao grupo etário dos 15-45 dias era um terço superior à do grupo dos 77-107 dias e três vezes superior à do grupo dos 139-169 dias; em consequência, todas as fêmeas com mais de 100 dias são agora destruídas por não serem económicas.f Foster g verificou na sua colónia de morsitans n.º 3 que a reprodução era maior às 7 semanas, quase metade às 14 semanas e apenas um sexto às 20 semanas. Parece que o período de reprodução útil para G. morsitans se estende de cerca de 20 a 80 dias e que, por conseguinte, é mais importante conseguir um ciclo de 10 dias de larviposição e ter como objetivo cerca de 7 pupas por fêmea. Alimentação. Sabe-se muito pouco sobre os factores responsáveis por assegurar um ciclo de reprodução rítmico.

4.7.3. Alimentação (frequência, qualidade e fontes de alimentação)

Por outro lado, tanto Foster como Mellanby i, trabalhando com G. palpalis, concordam que a ingestão de refeições parciais e frequentes resulta em larvas mais pequenas e em abortos mais frequentes; a oferta de alimentos diariamente não é, portanto, uma solução. Jack h sugeriu que uma alimentação pré-ovulatória e uma refeição dois ou três dias antes do parto são mais importantes. Parece que a regularidade do ritmo reprodutivo depende, pelo menos em parte, da frequência correta e, eventualmente, do momento das refeições. A relutância da mosca tsé-tsé em se alimentar deve-se frequentemente ao facto de o animal hospedeiro ter sido utilizado demasiadas vezes, o que fez com que os seus flancos se tornassem secos, escamosos e edematosos; a mudança para um novo animal faz com que a maioria das moscas se alimente rapidamente. Se os hospedeiros forem utilizados durante uma semana e depois repousarem durante duas, e se os seus flancos forem esfregados com lanolina, o seu período de utilidade pode ser grandemente prolongadof No entanto, esta reação dos tecidos apresenta um problema grave, pois parece provável que as moscas tenham estado a absorver transudado durante algum tempo antes de uma relutância em se alimentarem indicar que o hospedeiro deve ser mudado. Infelizmente, não se pode dispor de reservas ilimitadas de hospedeiros, devido ao custo da alimentação, alojamento e manuseamento.

A fonte da refeição de sangue pode ser de importância fisiológica para a fêmea da tsé-tsé. No West African Institute for Trypanosomiasis Research, tivemos de abandonar o método Geigy para a criação de G. palpalis, que se baseia em alimentar as moscas com porcos-da-índia1 , porque as nossas moscas e pupas se tornaram progressivamente mais pequenas; assim que mudámos para cabras, o peso das pupas aumentou consideravelmente e a longevidade das fêmeas e a taxa de reprodução melhoraram. Após uma manutenção prolongada, Willett k verificou que uma população de G. swynnertoni alimentada com ovelhas dava muito melhores resultados do que uma população alimentada com porcos-da-índia em suportes Geigy; verificou também que, desde o início da manutenção, G. pallidipes se dava muito melhor com ovelhas. A acentuada preferência demonstrada no terreno pelo sangue dos Suidae tanto pelo G. morsitans como pelo G. submorsitans 1, m pode ser apenas uma questão de preferência, mas seria surpreendente se esse sangue não fosse altamente adequado às necessidades fisiológicas da espécie. (Infelizmente, o porco doméstico é um animal difícil de utilizar em laboratório devido à sua intratabilidade, natureza protestante e à rapidez com que cresce de um tamanho conveniente para um tamanho incontrolável).

4.7.4. Problema de fertilidade ou má fertilização

A má fertilização é um fator que pode afetar negativamente a reprodução, mas das espécies até agora testadas em condições laboratoriais apenas G. pallidipes é refractária.k 'n Foram obtidas as seguintes boas taxas de fertilização: G. morsitans, 91 %- 100 %; e G. submorsitans, 97 %; dl G. swynnertoni, 99%; k G. austeni, facilmente fertilizado; k G. palpalis, 88 %.° Para cada espécie, é essencial conhecer a idade em que a fêmea está mais disposta e a idade em que o macho se torna totalmente potente.

4.7.5. Condições ambientais (raios, alojamento, temperatura e humidade)

A temperatura é um dos factores responsáveis pela duração do período interlarvar; assim, a 30°C, 240C e 180C, o período para G. morsitans é de 8, 11 e 25 dias, respetivamente.h . No entanto, é comum que uma fêmea, que se reproduziu regularmente, pare durante talvez semanas e depois recomece. Foster e verificou que a duração do período interlarvar está correlacionada com o intervalo máximo (e não médio) desse período durante o qual a mosca recusou alimento; assim, nas suas condições de manutenção, o período interlarvar variou entre 12 dias para um jejum máximo de 3 dias e 47 dias para um jejum de 11 dias.

4.7.5.1. Iluminação.

Um ritmo diurno de luz pode ser importante. Fostere verificou com G. austeni que a restrição da luz a apenas 30 minutos por dia resultava num aumento da mortalidade e, eventualmente, numa cessação completa da produção de pupas. Geigy et al.i mantiveram a sua colónia de Palpalis sob iluminação fluorescente das 6 da manhã às 6.30 da tarde e obtiveram um sucesso considerável, tal como o Dr. C. Henrard que, se bem me lembro, manteve as suas moscas na escuridão total, exceto quando eram trazidas das caves do Instituto Rainha Astrid em Leopoldville para serem alimentadas. Deveriam ser efectuadas experiências controladas sobre este assunto.

4.7.5.2. Habitação (falta de exercício) (a dimensão da habitação)

Saunders b sugere que as moscas mantidas em tubos de vidro sofrem de falta de "exercício", e refere-se à descoberta de Jackson P de que as G. morsitans em cativeiro acumulam menos gordura do que as moscas selvagens e que grande parte da refeição de sangue permanece por digerir no intestino durante um período de tempo considerável. Este facto pode explicar a observação de McDonald, já mencionada, de que as morsitans se reproduzem muito melhor se forem mantidas em grandes caixas do que em tubos individuais. Por outro lado, Cocking constata que o excesso de atividade das G. pallidipes grávidas, provocado pelo movimento das gaiolas, o acender súbito da luz e a proximidade do operador, conduz a nascimentos prematuros e ao aborto. q O tema do alojamento das moscas necessita de muito mais estudos.

4.7.5.3. Temperatura e humidade.

O clima de manutenção é uma questão de grande importância. Quanto mais elevada for a temperatura, dentro dos limites, mais rápida é a taxa de reprodução, mas mais curta é a duração da vida; inversamente, a temperaturas mais baixas, a longevidade aumenta consideravelmente, mas a taxa de reprodução é muito mais lenta. É evidente que, para obter o número máximo de pupas no mais curto espaço de tempo possível, se deve procurar obter uma temperatura de manutenção tão elevada quanto compatível com uma longevidade adequada. Isto implica trabalhar bastante perto do limite superior seguro e é muito difícil na maior parte dos locais da África tropical, onde a temperatura ambiente pode estar até 12°C acima do valor desejado. Uma vez que, tecnicamente, o aquecimento é muito mais fácil do que o arrefecimento e que o fornecimento de eletricidade é muito mais fiável na Europa do que em todos os centros da África tropical, com exceção dos maiores, a criação de moscas tsé-tsé deveria ser mais fácil na Europa.

A humidade atmosférica não precisa de ser controlada de forma tão crítica, mas uma vez que no campo todas as espécies de tsé-tsé das savanas aumentam em número durante as chuvas, parece razoável supor que devem ser proporcionadas humidades mais elevadas, em vez de mais baixas, e que as espécies ribeirinhas necessitarão de humidades relativas na ordem dos 75% a 85%. Manutenção das pupas.

5. Caraterísticas gerais do crescimento da população

O crescimento da população é determinado pela taxa líquida de recrutamento de indivíduos para a população. O crescimento da população numa determinada geração é uma combinação linear do seu tamanho inicial, das taxas de nascimento, morte, imigração e emigração. Os quatro parâmetros são influenciados pelo rácio entre os sexos na população. A taxa de natalidade depende principalmente do número de mulheres em idade de reprodução na população. Neste caso, o rácio entre machos e fêmeas adultos afecta a probabilidade de uma fêmea acasalar com sucesso. O número de fêmeas que são efetivamente fecundadas é a dimensão efectiva da população que determina a taxa de natalidade per capita.

As taxas de sobrevivência podem diferir entre machos e fêmeas de todas as classes etárias, mas especialmente entre os jovens. Os modelos teóricos prevêem que o rácio entre os sexos da descendência deve, em geral, aproximar-se da igualdade após o período de cuidados parentais, mas pode ser enviesado se o custo da criação da descendência for diferente para os filhos e para as filhas ou se a mortalidade for enviesada em função do género.

As taxas de crescimento da população são também afectadas pela imigração e emigração de indivíduos de e para outras populações. Se as probabilidades de imigração ou emigração forem específicas para cada sexo, então a taxa de crescimento de uma dada população será influenciada não só pela sua proporção entre os sexos, mas também pelas proporções entre os sexos das populações de onde recebe migrantes e pela proporção entre os sexos dos indivíduos que imigram e emigram. A dispersão com enviesamento sexual ocorre frequentemente quando há competição entre membros do mesmo sexo por um número limitado de parceiros ('competição local por parceiros'), ou quando há competição por um recurso limitado que é necessário para criar descendentes ('competição local por recursos'). Em ambos os casos, o género em excesso apresenta frequentemente uma maior probabilidade de dispersão.

Finalmente, notamos que esta equação foi derivada da situação específica mostrada na Figura 1, em que uma divisão por dia era a regra rígida e rápida. É daí que vem o 2 na Equação 1 - de cada Paramecium individual obtemos dois indivíduos no dia seguinte. É claro que a taxa de divisão pode ser qualquer coisa. Se houvesse duas divisões por dia mas uma célula morresse sempre, esperaríamos três indivíduos de cada indivíduo e a Equação 1 seria N(t) = 3tN(0). Portanto, a taxa de divisão pode ser qualquer número e a equação geral torna-se,

Equation 2: $N(t) = R^tN(0)$

onde R é normalmente designado por taxa finita de aumento da população (no caso concreto da divisão dos Paramecium a taxa finita de aumento da população é igual à taxa de divisão). Na Figura 2 ilustramos esta equação para vários valores de R. É normalmente designada por equação exponencial e a forma dos dados na Figura 2 é a forma geral designada por exponencial.

Qualquer valor de R pode ser representado de um número infinito de maneiras (por exemplo, se R = 16, podemos escrever R = 8 x 2, ou R = 42, ou R = 32/2, ou R = 2,718282,77). Esta última expressão (R = 2,718282,77) faz uso de uma constante importante que pode ser lembrada do cálculo elementar, a constante de Euler. Exprimir qualquer valor de R como a constante de Euler elevada a uma potência qualquer é, de facto, extremamente útil - traz todo o poder do cálculo para a imagem. Se simbolizarmos a constante de Euler como e, podemos escrever a Equação 2 como

Equação 3: $N(t) = N(0)e^{rt}$

Agora, se tomarmos o logaritmo natural de ambos os lados da Equação 3 - lembre-se que ln(ex) = x - a Equação 3 passa a ser: ln [N(t)] = ln [N(0)] + rt

E se começarmos a população com um único indivíduo (como no exemplo acima), temos

Equação 4: ln(N(t)) = rt

a partir do qual vemos que o logaritmo natural da população, num determinado momento, é uma constante, vezes esse momento. A constante r é referida como a taxa intrínseca de crescimento natural (Figura 2).

onde o parâmetro r é, mais uma vez, a taxa intrínseca de crescimento natural. A

$r = ln(R)$

relação básica entre a taxa finita de crescimento e a taxa intrínseca é onde ln se refere ao logaritmo natural. Note-se que a Equação 6 e a Equação 3 são apenas formas diferentes da mesma equação (a Equação 3 é a forma integrada da Equação 6; a Equação 6 é a forma diferenciada da Equação 3), e ambas podem ser referidas simplesmente como a equação exponencial.

Quando os cientistas querem descrever o crescimento de populações que se reproduzem periodicamente, utilizam o crescimento geométrico. O crescimento geométrico é semelhante ao crescimento exponencial porque o aumento do tamanho da população depende do tamanho da população (mais indivíduos com mais descendentes significa um crescimento mais rápido!), mas no crescimento geométrico o tempo é importante: o crescimento geométrico depende do número de indivíduos na população no início de cada época de reprodução. O crescimento exponencial e o crescimento geométrico são suficientemente semelhantes para que, em períodos de tempo mais longos, o crescimento exponencial possa descrever com exatidão as alterações em populações que se reproduzem periodicamente (como os bisontes), bem como naquelas que se reproduzem mais constantemente (como os seres humanos).

O crescimento logístico é normalmente observado na natureza e no laboratório (Figura 6), mas os ecologistas observaram que o tamanho de muitas populações flutua ao longo do tempo, em vez de permanecer constante, como prevê o crescimento logístico. As populações flutuantes geralmente exibem um período de crescimento populacional seguido de um período de declínio populacional, seguido de outro período de crescimento populacional, seguido de... já percebeu.

As populações podem flutuar devido a ciclos ambientais sazonais ou outros ciclos ambientais regulares (por exemplo, ciclos diários ou lunares) e, por vezes, também podem flutuar em resposta a factores de crescimento populacional dependentes da densidade. Por exemplo, Elton (1924) observou que as populações de lebres com raquetes de neve e de linces nas florestas boreais canadianas flutuavam ao longo do tempo num ciclo bastante regular (Figura 7). Mais importante ainda, flutuavam, uma após a outra, de forma previsível: quando a população de lebres com raquetes de neve aumentava, a população de linces tendia a aumentar (comida abundante para o lince!); quando a população de linces aumentava, a população de lebres com raquetes de neve tendia a diminuir (muita predação sobre a lebre!); quando a lebre com raquetes de neve... (e o ciclo continua).

5.1. Modelos de crescimento populacional da mosca tsé-tsé e taxa de crescimento da mosca tsé-tsé em ecologia e em condições laboratoriais

5.1.1. Abordagem do modelo de crescimento populacional da população de tsé-tsé

Nesta secção, analisaremos a forma como uma equação diferencial simples surge quando estudamos o fenómeno do crescimento populacional.

Para planear as actividades de criação, é necessário ter uma ideia do tamanho da população e também, se possível, se a população está a aumentar ou a diminuir. Seria igualmente útil conhecer a distribuição espacial da população. Esta pode ser estimada a partir da observação das populações encontradas em anos, meses e semanas anteriores, mas é especialmente útil conhecer o momento em que os acontecimentos ocorrem nos anos de produção actuais, tais como as condições ambientais, as actividades de criação, as actividades de criação e a tecnologia utilizada, a competência dos peritos em criação, etc.

Estão disponíveis programas informáticos de base de dados úteis para registar e prever o tempo e o estado da produção com base em dados diários. Para separar uma tendência de um erro de amostragem e de outros erros, devem ser efectuadas pelo menos três determinações da dimensão da população e em intervalos de tempo que permitam a ocorrência de alterações detectáveis entre leituras.

Vários autores utilizaram a modelização matemática para estudar as populações de vectores (Bailey, 1975; Anderson & May, 1982; Gettinby, 1989; De Muynck & Rogers, 1989). Estes modelos contribuem para uma melhor compreensão dos processos biológicos e epidemiológicos e permitem a investigação de vários métodos de controlo. No entanto, a modelização das populações da mosca tsé-tsé encontra-se numa fase preliminar e foram efectuados poucos estudos. Foram publicadas duas abordagens principais de modelação. Uma utiliza grupos etários de moscas tsé-tsé fêmeas determinados pela ovulação sequencial e alternada dos quatro ovários. A outra utiliza as variações da densidade aparente das moscas, estimada a partir do número de moscas capturadas em armadilhas (ou anteriormente em redes manuais) por unidade de tempo. A primeira abordagem segue os estudos de Saunders (1960,1962) e Challier (1965) sobre a

idade fisiológica, utilizando principalmente as equações de Euler-Lotka (Lotka, 1907) para construir tabelas de vida (Deevey, 1947; Andrewartha & Birch, 1956). Estes estudos foram efectuados por Taylor (1979), Ryan (1981), Allsopp (1985) e Williams et al. (1990). Outros autores desenvolveram métodos originais para integrar os oito grupos etários. Challier & Turner (1985) utilizaram médias geométricas para estimar as taxas de sobrevivência e Gouteux (1982) utilizou a fórmula de progressão geométrica com o método dos mínimos quadrados. Esta fórmula, ligeiramente modificada, foi utilizada mais tarde por outros (Rogers & Randolph, 1984; Rogers et al., 1984). Hargrove (1993) forneceu recentemente uma estimativa da mortalidade utilizando o método de estimativa da máxima verosimilhança.

A segunda abordagem foi desenvolvida por Rogers (1979, 1990) e Dransfeld & Brightwell (1989). Consiste em utilizar primeiro a flutuação da densidade aparente para estimar as taxas de mortalidade por auto-regressão (as chamadas "curvas de Moran", Rogers, 1979), introduzindo depois estas taxas de mortalidade para modelar estas flutuações. Este método utiliza as densidades aparentes como variáveis explicativas e explicativas, o que provoca um desvio evidente (Maelzer, 1970; Ito, 1972). Estas dificuldades levaram Lebreton (1982) a escrever "... que atualmente todos os estudos que visam detetar a dependência da densidade por regressão são suspeitos". A utilização de parâmetros enviesados para interpretar dados a partir dos quais esses mesmos parâmetros são obtidos levanta um outro problema de aceitabilidade.

Uma terceira abordagem consiste na utilização de modelos matriciais (Caswell, 1989). Até à data, Hargrove (1988) é o único autor que investigou este método, utilizando o modelo de Leslie (1945). No entanto, Timischl (1981) utilizou implicitamente este modelo para calcular vários parâmetros demográficos. Os modelos que utilizam matrizes de projeção são diretamente acessíveis ao experimentador. Já foram utilizados para estudar populações de parasitas (Gettinby & McClean, 1979). Além disso, estes modelos podem ser facilmente adaptados à simulação numérica e permitem uma interpretação clara. O modelo matricial foi desenvolvido por Leslie (1945, 1948) para descrever o crescimento das populações de um grupo etário para o seguinte. As alterações numéricas são expressas em termos de taxas de sobrevivência e de fecundidade e a estrutura matricial foi utilizada para prever a tendência dinâmica da população. As populações estudadas devem, no entanto, ter grupos etários facilmente identificáveis e estar disponíveis para um acompanhamento periódico, como no caso das populações humanas. Este não é o caso de muitas espécies vegetais (Jarry et al., 1995; Khaladi et al., 1995) ou animais. Para as populações de mosca tsé-tsé, bem como para as fases de pupa e imaginal presentes em todos os dípteros, as fêmeas podem ser classificadas em oito grupos etários pelo método de dissecção dos ovários. No entanto, uma dificuldade é a impossibilidade de distinguir os ciclos ováricos exactos após os quatro primeiros grupos etários (Challier, 1965).

Uma população é definida como um grupo de indivíduos da mesma espécie que vivem e se cruzam numa determinada área. Os membros de uma população dependem frequentemente dos mesmos recursos, estão sujeitos a restrições ambientais semelhantes e dependem da disponibilidade de outros membros para persistirem ao longo do tempo. Os cientistas estudam uma população examinando a forma como os indivíduos dessa população interagem entre si e como a população no seu conjunto interage com o seu ambiente. Como ferramenta para estudar ***objetivamente*** *as populações, os ecologistas populacionais baseiam-se numa série de medidas estatísticas, conhecidas como* ***parâmetros*** *demográficos, para descrever essa população (Lebreton et al. 1992). O campo da ciência interessado na recolha e análise destes números é designado por demografia populacional, também conhecida por demografia.*

5.1.2. Caraterísticas demográficas da população de tsé-tsé

Em termos gerais, a demografia é o estudo das caraterísticas das populações. Fornece uma descrição matemática da forma como essas caraterísticas se alteram ao longo do tempo. A demografia pode incluir quaisquer factores estatísticos que influenciem o crescimento ou o declínio da população, mas há vários parâmetros que são particularmente importantes: dimensão da população, densidade, estrutura etária, fecundidade (taxas de natalidade), mortalidade (taxas de mortalidade) e rácio entre os sexos (Dodge 2006). Apresentamos cada um destes parâmetros de seguida.

5.1.2.1. Dimensão da população

O ***parâmetro*** *demográfico mais fundamental é o número de indivíduos numa população (Lebreton et al. 1992). O tamanho da população é definido como o número de indivíduos presentes numa* ***área geográfica designada subjetivamente****. Apesar da simplicidade do seu conceito, é quase impossível localizar todos os indivíduos durante um censo (uma contagem completa de todos* *os indivíduos), pelo que os ecologistas costumam estimar o tamanho da população contando os indivíduos numa pequena área de amostragem e* ***extrapolando*** *essa amostragem para a população maior. Independentemente dos desafios na medição do tamanho da população, trata-se de uma caraterística importante de uma população com implicações significativas para a dinâmica da população como um todo (Lebreton et al. 1992).*

As populações apresentam comportamentos distintos consoante o seu tamanho. As populações pequenas enfrentam um maior risco de ***extinção*** *(Caughley 1994). Os indivíduos destas populações podem ter dificuldade em encontrar parceiros de qualidade, pelo que há menos indivíduos que acasalam e os que o fazem correm o risco de* ***consanguinidade*** *(Hamilton 1967). Além disso, indivíduos em populações pequenas são mais susceptíveis a mortes aleatórias. Eventos como incêndios, inundações e doenças têm uma maior probabilidade de matar todos os indivíduos da população.*

As grandes populações têm os seus próprios problemas. À medida que se aproximam do tamanho máximo ***sustentável*** *da população, conhecido como capacidade de carga, as grandes populações apresentam um comportamento caraterístico. As populações que se aproximam da sua capacidade de carga sofrem uma maior competição pelos recursos, alterações nas* ***relações predador-presa*** *e uma fecundidade mais baixa. Se a população crescer demasiado, pode começar a exceder a capacidade de carga do ambiente e a degradar o habitat disponível (Figura 1).*

54.1.2.2. Estrutura etária

Nem todos os indivíduos contribuem de forma igual para uma população. Ocasionalmente, os investigadores consideram útil caraterizar as diferentes contribuições dos diferentes indivíduos. Em primeiro lugar, os indivíduos são classificados em categorias específicas de idade designadas ***por coortes****, como "juvenis" ou "subadultos" (Dodge 2006). Em seguida, os investigadores criam um perfil das estruturas de tamanho e idade das coortes para determinar o* *potencial reprodutivo dessa população, a fim de estimar o crescimento atual e futuro. Normalmente, uma população em rápida expansão terá coortes reprodutoras maiores, as populações estáveis apresentam uma distribuição mais uniforme das classes etárias e as populações em rápido declínio têm grandes coortes mais velhas (Lebreton et al. 1992).*

A estrutura etária pode ser representada graficamente através de uma pirâmide populacional (Figura 3). Embora a estrutura etária de uma população nem sempre tenha uma forma piramidal, a maioria das populações tem coortes mais jovens que são maiores do que as coortes mais velhas. Por exemplo, os estudos de Sherman e Morton sobre os esquilos terrestres de Belding de Tioga Pass revelaram coortes de nascimento superiores a 300 indivíduos e menos de 10 indivíduos em coortes com mais de seis anos de idade (Sherman & Morton 1984).

5 .1.2.3. Fecundidade

Tal como a estrutura etária sugere, alguns indivíduos de uma população têm um maior impacto nos processos a nível populacional, como o crescimento. A fecundidade descreve o número de ***descendentes*** *que um indivíduo ou uma população é capaz de produzir durante um determinado período de tempo (Martin 1995) (Figura 4). Em estudos demográficos, a fecundidade é calculada em taxas de natalidade específicas por idade, que podem ser expressas como o número de nascimentos por unidade de tempo, o número de nascimentos por fêmea por unidade de tempo, ou o número de nascimentos por 1.000 indivíduos por unidade de tempo. A fecundidade máxima (ou fisiológica) é o número máximo* ***teórico*** *de descendentes produzidos numa população, assumindo que não existem restrições ecológicas. No entanto, como cada* ***ecossistema*** *impõe restrições às suas populações, os ecologistas preferem medir a fecundidade realizada (ou ecológica), que é o número observado de descendentes produzidos numa população sob condições ambientais reais.*

Enquanto a fecundidade máxima é uma constante para as populações, a fecundidade realizada varia ao longo do tempo com base no tamanho, densidade e estrutura etária da população. As condições externas, como a disponibilidade de alimentos e de habitat, também podem influenciar a fecundidade. ***A regulação dependente da densidade*** *fornece um feedback negativo se a população crescer demasiado, reduzindo as taxas de natalidade e travando o crescimento da população através de uma série de mecanismos (Lebreton et al. 1992). No rato de patas brancas, por exemplo, as populações regulam a sua taxa de reprodução através de uma* ***hormona de stress****. medida que as densidades populacionais aumentam, aumentam também as interações agressivas entre indivíduos (mesmo quando o alimento e o abrigo são ilimitados). As densidades populacionais elevadas conduzem a encontros agressivos frequentes, desencadeando uma síndrome de stress em que as alterações hormonais atrasam* ***a maturação sexual****, provocam a contração* ***dos órgãos reprodutores*** *e deprimem o sistema imunitário (Krohne 1984).*

5.1.2.4. Mortalidade e taxa de sobrevivência

Outra caraterística individual que afecta o crescimento da população é a mortalidade. A mortalidade é a medida das mortes individuais numa população e serve de contrapeso à fecundidade. Tal como a fecundidade, a mortalidade é medida em ***taxas****, normalmente expressas como o número de indivíduos que morrem num determinado período (mortes por unidade de tempo) ou a proporção da população que morre num determinado período (percentagem de mortes por unidade de tempo). Uma população tem, teoricamente, uma* ***mortalidade mínima*** *- o número teoricamente mínimo de mortes numa população, assumindo que não existem restrições ecológicas. A mortalidade mínima é sempre menor do que* ***a mortalidade realizada*** *(ou* ***ecológica****), que é o número observado de perdas numa população sob condições ambientais reais. Tal como a fecundidade realizada, a mortalidade realizada varia ao longo do tempo com base na dinâmica interna e externa à população (Benrey & Denno 1997).*

Para visualizar a mortalidade e a fecundidade numa população, os ecologistas criam ***tabelas de vida*** *para apresentar resumos estatísticos* ***específicos por idade*** *dos padrões de sobrevivência de uma população. Desenvolvidas pela primeira vez por actuários romanos, as tábuas de mortalidade eram utilizadas para estimar quanto tempo se esperava que os indivíduos de uma determinada categoria etária vivessem, a fim de avaliar os produtos de seguros de vida (Trenerry 1926). Raymond Pearl (1928) introduziu pela primeira vez a tábua de mortalidade na biologia quando a aplicou em estudos laboratoriais da mosca da fruta, Drosophila. As tabelas de vida são particularmente úteis para espécies com* ***fases de desenvolvimento discretas*** *e taxas de mortalidade que variam muito de uma fase para a outra (Figura 5).*

5.1.2.5. Razão de sexo

Os organismos que se reproduzem sexualmente têm de encontrar parceiros para produzir descendentes. Sem um número comparável de machos e fêmeas, as oportunidades de acasalamento podem ser limitadas e o crescimento da população pode ser afetado. Assim, os ecologistas medem o número de machos e fêmeas numa população para construir um rácio sexual, que pode ajudar os investigadores a prever o crescimento ou declínio da população. Tal como o tamanho da população, o rácio entre os sexos é um conceito simples com grandes implicações na dinâmica populacional. Por exemplo, as populações estáveis podem manter um rácio sexual de 1:1 e, por conseguinte, manter a sua taxa de crescimento constante, enquanto as populações em declínio podem desenvolver um rácio sexual de 3:1 que favorece as fêmeas, resultando num aumento da ***taxa de crescimento****. Nas espécies em que os machos contribuem significativamente para a* ***criação*** *da prole, as populações podem, pelo contrário, manter um rácio inclinado para os machos (Hamilton 1967).*

Curiosamente, a proporção entre os sexos nem sempre é aleatória, mas pode ser manipulada à nascença por mecanismos ambientais ou ***fisiológicos****. Todos os crocodilos e muitos répteis utilizam uma estratégia chamada determinação ambiental do sexo, em que a temperatura de incubação determina o sexo de cada indivíduo (Delmas et al. 2008). Por exemplo, temperaturas baixas produzem* *machos e temperaturas altas produzem fêmeas. Em alturas de recursos limitados ou de elevada densidade populacional, as fêmeas podem manipular a proporção entre os sexos da sua* ***ninhada****, passando mais ou menos tempo a incubar os ovos (Girondot et al. 2004).*

5. CONCLUSÃO

Este seminário traçou a história da biologia e da ecologia da mosca tsé-tsé para aumentar a compreensão do seu controlo. As moscas tsé-tsé são insectos hematófagos da família Glossinidae e são vectores biológicos da tripanossomíase africana, tanto nos animais como no homem. A distribuição do género *Glossina* é restrita às regiões de floresta tropical de planície e de savana arborizada da África subsariana.

Conhecer a interação vetor-parasita e ter uma compreensão completa das relações complexas entre a mosca tsé-tsé e a mosca da tsé-tsé é uma tarefa que tem sido realizada de forma integrada. Os primeiros métodos de controlo da mosca tsé-tsé, como a remoção da vegetação preferida ou a destruição dos animais de caça hospedeiros, eram muito eficazes mas tornaram-se inaceitáveis por razões ambientais.

6. RECOMENDAÇÃO

Com base nas conclusões, são apresentadas as seguintes recomendações:

- ✓ Para além da saúde dos animais, a tsé-tsé tem também impactos na saúde pública, pelo que os veterinários devem sensibilizar as comunidades para estes vectores, a fim de as ajudar a protegerem-se a si próprias e aos seus animais.
- ✓ A intervenção de controlo da mosca tsé-tsé foi realizada numa área geográfica limitada, pelo que, após o controlo, pode haver também a possibilidade de a mosca tsé-tsé voltar a invadir a área vizinha, o que não foi feito.
- ✓ Ao planear a luta contra a mosca tsé-tsé para controlar a tripanossomíase transmitida pela mosca tsé-tsé, é necessário considerar a análise custo-benefício e os impactos ambientais das técnicas de controlo.

7. REFERÊNCIAS

1. Gooding, R. H., &Krafsur, E. S. (2005). Genética da tsé-tsé: contribuições para biologia, sistemática e controlo da mosca tsé-tsé. *Annual Review Entomology.* **50**:101-123.

2. Krinsky, W. L. (2019). Moscas tsé-tsé (glossinidae). Em Medicina e Veterinária
Entomologia (pp. 369-382). Imprensa Académica. Desenvolvimento da gestão.

3. Bangu e E. Eyob, (2017). "A distribuição das espécies de moscas tsé-tsé e outras
Biting Flies in Mareka District of Dawuro Zone, Southern Ethiopia", *Int. J. Adv. Res. Biol.Sci.* **4**(10):10-14.

4. Allsopp, R. (1984). Controlo da mosca tsé-tsé (Diptera: Glossinidae) utilizando
insecticidas: uma revisão e perspectivas futuras. *Boletim de Investigação Entomológica.74* (1):1-23.

5. Aksoy, S., Gibson, W.C., Lehane M. J. (2003). Interações entre a tsé-tsé e tripanossomas com implicações para o controlo da tripanossomíase. *Adv. Parasitol.* **53**:1-83.

6. Rogers, D.J., Hay, SI., Packer, M. J. (1996). Previsão da distribuição da mosca tsé-tsé
moscas na África Ocidental utilizando dados temporais de satélite meteorológico processados por Fourier. *Tropical Medicine Parasitol.* ***96*** (3):225-241.

7. Tewelde, N. (2001). Estudo sobre a ocorrência de tripanossomas resistentes a medicamentos em
bovinos no projeto "farming in tsetse control areas" (FITCA) na Etiópia

Ocidental. Universidade de Addis Ababa, Faculdade de Medicina Veterinária, Etiópia Tese de Mestrado.

8. Pilossof, R. (2016). Uma breve história dos métodos de controlo da tsé-tsé no Zimbabué

e possíveis efeitos das alterações climáticas na sua distribuição. *Revista Internacional de Desenvolvimento Africano.* Universidade do Estado Livre, África do Sul.**4** (1):432-443.

9. Hordofa, K.S., Haile, G. (2017). Uma revisão sobre distribuição epidemiológica,

impactos e controlo integrado da mosca tsé-tsé. *Jornal de Parasitologia e Biologia Vetorial.* **9**(9): 122-131.

10. Serap, A., Geoffrey, M.A., Sanger, M.B. (2014). Sequência do genoma do Mosca tsé-tsé (Glossina morsitans): Vetor da tripanossomíase africana. *Artigo de investigação Science.* **344**(6182):380-386.

11. Wale, R., Shearer D.(1997). Entomologia veterinária. Ectoparasitas artrópodes

of Veterinary Importance. Champman and Hall, Londres.141-193.

12. FAO/IAEA (2006). Organização das Nações Unidas para a Alimentação e a Agricultura

e Agência Internacional da Energia Atómica. In: Standard Operating Procedures (SOP) for Mass-Rearing Tsetse flies (Procedimentos Operacionais Padrão (POP) para a criação em massa de moscas tsé-tsé).

13. Leak, S.G.A., (1999). Biologia e Ecologia da Tsé-tsé: O seu papel na Epidemiology and control of Trypanosomiasis (Epidemiologia e controlo da tripanossomíase). CABI publishing em associação com o ILRI. pp. 152-210.

14. Warnes, M.L., Van Den Bossche, P., Chihiya, J., Mudenge, D., Robinson, T.P.,Sherini, W.& Chadenga, V.(1999). Avaliação do gado tratado com

inseticida como barreira à re-invasão da tsé-tsé em áreas limpas no nordeste do Zimbabué. *Medical and Veterinary Entomology.* ***13****:177-184.*

15. Verheyen, G. R., Ooms, T., Vogels, L., Vreysen, S., Bovy, A., Van Miert, S., &Meersman, F. (2018). Insetos como fonte alternativa para a produção de gorduras para cosméticos. *J. Cosmet. Sci,* **69**(3): 187-202.

16. Tobe, S.S., Langley, P.A., 1978. Fisiologia reprodutiva de Glossina. *Annu. Rev. Entomol.* 23: 283-307.

17. FAO /IAEA (1997). Relatório anual da FAO/IAEA, Unidade de Entomologia,
Laboratório de Agricultura e Biotecnologia da FAO/IAEA, Seibersdorf, Pp. 817.

18. Kettle, D.S. (1984). Medical and Veterinary Entomology. Londres e Sydney, Pp. 345.

19. Leak, S.G.A. (1998).Biologia e ecologia da tsé-tsé: O seu papel na epidemiology and control of trypanosomosis. CABI Publishing, Oxford e Nova Iorque, Pp. 568.

20. Vreysen, M. J.B. (2001). Princípios do controlo integrado da mosca tsé-tsé em toda a área
utilizando a técnica do inseto estéril. *Med. Trop.,* **61**: 397-411.

21. Alderton, S., Macleod, E. T., Anderson, N. E., Palmer, G., Machila, N., Simuunza, M., ...& Atkinson, P. M. (2018). Um modelo baseado em agentes da resposta da mosca tsé-tsé aos fatores climáticos sazonais: Avaliando o impacto nas taxas de transmissão da doença do sono. *PLoS doenças tropicais negligenciadas,* **12,** e0006188.

22. Jordan, A.M. (1993). Moscas tsé-tsé (Glossinidae). In: Insectos Médicos e Arachnids : Lane, R. P. and Cross key, R. W.(eds.), Chapman and Hall, London, Pp. 333 - 388.

23. Leak, S. G. A., Mulatu, W., Authie, E., Peregrine, A.S., Rowland's, G. J., e

Trail, J. C .M. (1993). Desafio da tsé-tsé e sua relação com prevalência da tripanossomíase em bovinos. *ActaTrop.* **53**: 121-134.

24. Okhoya, N. (2004). Os pequenos insectos são um grande problema para a agricultura e a saúde:

Erradicação da mosca tsé-tsé em África. *Bull. Med. Mun. Switzer.***92**:12-14.

25. Weldon, P. J., & Carroll, J. F. (2006). Defesa química de vertebrados: secretados

e deterrentes de artrópodes adquiridos topicamente. Insect Repellents. Principles, Methods, and Users, Edited by Debboun M, Frances SP, Strickman D. CRC Press Taylor & Francis Group, 47-74.

26. Taylor, M. A., Coop, R. L., e, Wall, R. L. (2007). Veterinary Parasitology, 3rd edição. Black well Publishing. Oxford, Reino Unido. "750-752.

TI. Mullen, G.R., Durden, L.A. (2009). Entomologia médica e veterinária. In: Krinsky W.L. (2ª edição). Moscas Tsé-tsé (Glossinidae). Imprensa académica.288-299.

28. Meberate, A., Menjeta Vreysen, M.J.B., Bencha, B.,Woldyes, G., Bekele, K., Aboset, G. (1999). The distribution and relative abundance of tsetse flies in the Southern Rift valley of Ethiopia.100 (8).679- 701.

29. Maudlin , I. (2006). Tripanossomíase Africana. Revisão *Ann. Trop. Med. Parasitai.* **8**:679-708.

30. Radostits, O.M., Gay, C.C.,Hinchcliff, K.W.,Constable, P.D. (2007). Medicina veterinária. A text book b of the disease of cattle, horse, sheep, pigs and goats, 10th edition. Saunders Elsevier, Edinburgh. 1531 -1540.

31. Hargrove, J. W. (2003). Simulação optimizada do controlo da mosca tsé-tsé *Glossina pallidipes* e *G. m. morsitans* utilizando alvos iscados com odores no Zimbabué. *Boletim de Investigação Entomológica.93:19-29.*

32. Van den Bossche P, de La RS, Hendrickx G, Bouyer J. (2010). Uma mudança

ambiente e a epidemiologia da tripanossomíase animal transmitida pela tsé-tsé. *Tendências Parasitol.* 26:236-43. https://doi.org/10.1016Zj.pt.2010. 02.010.

33. Okoth, J.O., Omare-Okuru, A., Eboyu, e F. (1998): O uso do teatro para mobilizar e sensibilizar as comunidades rurais para participarem no controlo da tsé-tsé no distrito de Bugiri, Uganda: um estudo de caso. *Anais de Medicina Tropical e Parasitologia.* **92**: 127-128.

34. Ford, J., Katanondo, J.M. (1971). Mapas da distribuição da mosca tsé-tsé *(Glossina)*
em África. Relatório da OUA/ISCTRC. **105**: 321-328.

35. Smyth, J.D. (2005). Introdução à parasitologia animal, 3rd edition. Cambridge University Press. 63-72.

36. Shumago, N., &Tekalign, W. (2016). Distribuição da mosca tsé-tsé em espécies selecionadas
Sítios da Cintura do Alto Omo. *Adv. Life Sci. Technol,* **44**(1976):30-37.

37. Desta, M., Menkir, S., Kebede A. (2013). O estudo sobre a mosca tsé-tsé (Glossina
espécies) e o seu papel na taxa de infeção por tripanossomas no vale de Birbir, sistema do rio BaroAkobo, Etiópia ocidental. *Jornal de Medicina Veterinária e Saúde Animal.* **5** (7):186-194.

38. Chikowore G, Dicko AH, Chinwada P, Zimba M, Shereni W, Roger F, *et al.* (2017). Um estudo piloto para delimitar as populações-alvo da tsé-tsé no Zimbabué. *PLoS NeglectedTropicalDiseases* . 11:e0005566.
https : //doi.org/ 10.1371/j ournal .pntd.00055 66.

39. Cecchi, G., Mattioli, R.C., Slingenbergh, J. e De La Rocque, S., (2008). Cobertura do solo e distribuição da mosca tsé-tsé na África subsaariana.

Entomologia médica e veterinária. **22**(4):364-373.

40. Rogers, D.J. e Robinson, T.P., (2004). Distribuição da tsé-tsé. A Trypanosomiasis, 2004, pp.139-180.

41. Rogers, D.J., G. Hendrickx, G., Slingenbergh, J.H.W. (1994). As moscas tsé-tsé e
o seu controlo. *Rev. sci.tech. Off. int. Epiz.* **13**(4):1075-1124.

42. Ford, R. R. (1970). Adsorção de monóxido de carbono nos metais de transição.
Em *Advances in catalysis* (Vol. 21, pp. 51-150). Imprensa académica.

43. Jordan, A. M. (1986). *Trypanosomiasis control and African rural development* (Vol. 357). London: Longman.

43. Leak, S.G.A.,Mulatu, W., Rowlands, G. J. & D' leteran, G.D.M. (1995). Atria de inseticida "pour-on" de cipermetrina para controlar *Glossina pallidipes, G. fuscipes* e *G. morsitans submorsitans* no sudoeste da Etiópia. *Boletim de Investigação Entomológica.* **85**.241-251.

44. Chadenga,V.(1992). Análise da eficácia, praticabilidade e custo de vários Técnicas de controlo da tsé-tsé e da tripanossomíase no Zimbabué. Retirado de http://www.fao.org/docrep/004/t0599e/T0599E08.htm.

45. Matthiessen, P., & Douthwaite, B. (1985). O impacto do controlo da mosca tsé-tsé
campanhas sobre a vida selvagem em África. *Oryx, 19(4),* 202-209.

46. Olandunmade, M. A., Takken, W., Tenabe, S. O., Onah, J., Dengwat, L., Feldmann, U., ... & van der Vloedt, A. M. V. (1990). Erradicação de Glossina palpalis palpalis (Robineau-Desvoidy)(Diptera: Glossinidae) de terras agro-pastoris no centro da Nigéria através da técnica do inseto estéril. In *Sterile insect technique for tsetse control and eradication (Técnica de insectos estéreis para controlo e erradicação da tsé-tsé).*

47. Jordan, A. M. (1974). Recent developments in the ecology and methods of controlo da mosca tsé-tsé (Glossina spp.) (Dipt., Glossinidae) - uma revisão. *Boletim de Investigação Entomológica, 63*(3), 361-399.

48. Rogers, D.J., G. Hendrickx, G., Slingenbergh, J.H.W. (1994). Moscas tsé-tsé e o seu controlo. *Rev. sci.tech. Off. int. Epiz.* **13** (4):1075-1124.

49. Bourn, D., & Scott, M. (1978). A utilização bem sucedida de bois de trabalho na agricultura

desenvolvimento de terras infestadas de moscas tsé-tsé na Etiópia. *Tropical Animal Health and Production, 10(4),* 191-203.

50. Hao Z., Kasumba I., Lehane M. J., Gibson W.C., Kwon J., Aksoy S. (2001). Tsetse immune responses and trypanosome transmission: implications for the development of tsetse -based strategies to reduce Trypanosomiasis. *Proc.Natl. Acad. Sci:***98**:12648 -12653.

51. Nagagi,Y.P.,Silayo,R.S.,Kweka,E. J. (2017). Avanços na tecnologia de isco para controlar Glossina swynnertoni Austen, a espécie de distribuição limitada na fronteira do Quénia e da Tanzânia: *Uma revisão Journal of Vetor Borne Diseases.* 54:16-24.

52. Welburn,S.C.,Maudlin,I.(1999).Tsetse-trypanosome interactions. Ritos de passagem. *Parasitol.* **15**:399-403.

53. Kuzoe, F.A.S., Schofield, C.J. (2004). Revisão estratégica de armadilhas e objectivos para

tsé-tsé Controlo da tripanossomíase africana. Organização Mundial de Saúde em nome do Programa Especial de Investigação e Formação em Doenças Tropicais.

54. Vale, G.M., Mutica, G., Lovemore, D.F (1999). Gado tratado com inseticida para

controlo da mosca tsé-tsé (Diptera: Glossina). *Boletim de Entomologia.* **89**:569578.

55. Pinnock, D. E., & Hess, R. T. (1974). A ocorrência de organismos semelhantes a rickettsias nas moscas tsé-tsé, Glossina morsitans, G. fuscipes, G. brevi-palpis e G. pallidipes.

56. Jaenson, T. G. (1978). Comportamento de acasalamento de Glossina pallidipes Austen (Diptera, Glossinidae): diferenças genéticas no tempo de cópula entre populações alopátricas. *Entomologia experimentalis et applicata,* **24**(1), 100108.

57. Jaenson, T. G. (1986). Distorção da razão sexual e redução do tempo de vida de Glossina pallidipes infectados com o vírus que causa a hiperplasia das glândulas salivares. *Entomologia experimentalis et applicata, 41(3),* 265-271.

58. Kaaya, G. P., & Okech, M. A. (1990). Transmissão horizontal de micóticas infeção em tsé-tsé adultos, Glossina morsitans morsitans. *Entomophaga, 35,* 589-600.

59. Nash, J. E., & Sutcliffe, J. V. (1970). Previsão de caudais fluviais através de modelos conceptuais parte *I* - Uma discussão dos princípios. *Jornal de hidrologia, 10*(3), 282-290.

60. Laird, M. G., Cooper, R. A., & Jago, J. B. (1977). Novos dados sobre o baixo Sequência paleozóica do norte da Terra de Vitória, Antárctica, e o seu significado para as relações Austrália-Antárctica na Paleozoico. *Nature, 265*(5590), 107-110.

61. Lamborn, W. A. (1925). O hábito sazonal dos anophelines comuns de Nyasaland, com uma nota sobre a sua relação com a incidência sazonal da malária. *Boletim de Investigação Entomológica, 15*(4), 361-376.

62. Rogers, D. J., & Randolph, S. E. (1990). Estimativa das taxas de predação

em

tsé-tsé. *Medical and Veterinary Entomology, 4*(2), 195-204.

63. Feldmann, U., &Hendrichs, J. (2001). Integração da técnica do inseto estéril como componente chave da intervenção em toda a área da tsé-tsé e da tripanossomíase (Nº 3).Food & Agriculture Org..Flies from Africa. *Bull. Med. Mun. Switzer.* 92:12-14.

64. Krafsur, E.S. (2009). Moscas tsé-tsé: genética, evolução e papel como vectores.

Infect. Genet. Evol. **9**.124-141.

65. Takken, W., Weiss, M. (1997). A técnica do inseto Ste64rile para o controlo de

A mosca tsé-tsé em África. *IAEA bulletin.**20*** (3): 20-24.

66. Mehta, K., Parker, A. G. (2006). Técnicas de insectos estéreis. otimização da dose,

dosimetria e irradiação para melhorar a qualidade dos insectos estéreis. *Florida entomologists.***89**:537-542.

67. Dyck, V. A., Flores, J. R., Vreysen, M. J. B., Fernández, E. R., Barnes, B. N.,

Loosjes, M., ... & Lindquist, D. (2021). Gestão de programas de gestão de pragas em toda a área que integram a Técnica de Insectos Estéreis. In Técnica de Insectos Estéreis (pp. 781-814). CRC Press.

Conteúdo

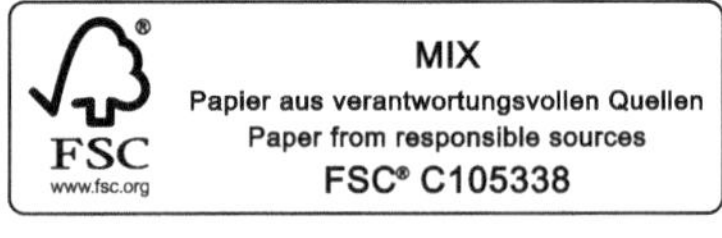

Printed by Books on Demand GmbH, Norderstedt / Germany